# Enfermagem em ginecologia e obstetrícia:
aspectos técnicos
e cuidado humanizado

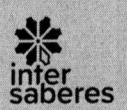

inter saberes

# Enfermagem em ginecologia e obstetrícia:
## aspectos técnicos e cuidado humanizado

Cibele Domingues Prado da Luz
Karen Estevam Rangel

**inter saberes**

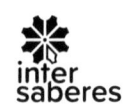

Rua Clara Vendramin, 58 . Mossunguê . CEP 81200-170
Curitiba . PR . Brasil . Fone: (41) 2106-4717
www.intersaberes.com . editora@intersaberes.com

**Conselho editorial**
Dr. Alexandre Coutinho Pagliarini
Dr.ª Elena Godoy
Dr. Neri dos Santos
M.ª Maria Lúcia Prado Sabatella

**Editora-chefe**
Lindsay Azambuja

**Gerente editorial**
Ariadne Nunes Wenger

**Assistente editorial**
Daniela Viroli Pereira Pinto

**Preparação de originais**
Ana Maria Ziccardi

**Edição de texto**
Caroline Rabelo Gomes
Letra & Língua Ltda. – ME

**Capa e projeto gráfico**
Charles L. da Silva (*design*)
scoutori/Shutterstock (imagem)
AnnaStills/Shutterstock (imagem de capa)

**Diagramação**
Andreia Rasmussen

***Designer* responsável**
Charles L. da Silva

**Iconografia**
Regina Claudia Cruz Prestes
Sandra Lopis da Silveira

**Dados Internacionais de Catalogação na Publicação (CIP)**
**(Câmara Brasileira do Livro, SP, Brasil)**

Luz, Cibele Domingues Prado da
　Enfermagem em ginecologia e obstetrícia : aspectos técnicos e cuidado humanizado / Cibele Domingues Prado da Luz, Karen Estevam Rangel. -- Curitiba, PR : InterSaberes, 2024.

　Bibliografia.
　ISBN 978-85-227-0779-9

　1. Enfermagem ginecológica 2. Enfermagem obstétrica I. Rangel, Karen Estevam. II. Título.

24-210682　　　　　　　　　　　　　　　　　　　　　　　　CDD-610.73678

**Índices para catálogo sistemático :**
1. Enfermagem ginecológica e obstétrica : Ciências Médicas　610.73678

Cibele Maria Dias – Bibliotecária – CRB-8/9427

1ª edição, 2024.
Foi feito o depósito legal.

Informamos que é de inteira responsabilidade das autoras a emissão de conceitos.

Nenhuma parte desta publicação poderá ser reproduzida por qualquer meio ou forma sem a prévia autorização da Editora InterSaberes.

A violação dos direitos autorais é crime estabelecido na Lei n. 9.610/1998 e punido pelo art. 184 do Código Penal.

# Sumário

9 *Apresentação*
13 *Como aproveitar ao máximo este livro*

Capítulo 1
17 **Políticas públicas e atenção integral à saúde da mulher**
20 1.1 Evolução das políticas de atenção à saúde da mulher no Brasil
24 1.2 Situação da saúde da mulher no Brasil
34 1.3 Contracepção e planejamento familiar, direitos sexuais e reprodutivos
39 1.4 Abortamento

Capítulo 2
47 **Enfermagem em ginecologia**
49 2.1 Fases do ciclo reprodutivo da mulher
51 2.2 Anatomia e fisiologia do corpo feminino
55 2.3 Principais infecções e inflamações vaginais
57 2.4 Entrevista, exame físico e cuidados de enfermagem
62 2.5 Câncer de mama
63 2.6 Câncer de colo de útero

Capítulo 3
71 **Assistência de enfermagem no ciclo gravídico**
73 3.1 Importância dos cuidados pré-natais
75 3.2 Diagnóstico da gravidez
82 3.3 Consulta de pré-natal e exame físico na gestante

| 95 | 3.4 Primeiro trimestre da gestação |
| 97 | 3.5 Segundo trimestre da gestação |
| 98 | 3.6 Terceiro trimestre da gestação |

Capítulo 4

## 105 Intercorrências obstétricas frequentes na gestação

| 107 | 4.1 Mortalidade materna: situação atual e conceitos básicos |
| 108 | 4.2 Hiperêmese gravídica |
| 110 | 4.3 Síndromes hemorrágicas na gestação |
| 116 | 4.4 Síndrome hipertensiva na gestação |
| 123 | 4.5 Diabetes gestacional |
| 125 | 4.6 Infecções na gestação |
| 133 | 4.7 Outras intercorrências obstétricas |

Capítulo 5

## 153 Fisiologia do trabalho de parto e do nascimento

| 155 | 5.1 Papel da enfermagem obstétrica no Brasil |
| 158 | 5.2 Assistência de enfermagem ao trabalho de parto e ao parto de baixo risco |
| 158 | 5.3 Violência obstétrica e a promoção da assistência humanizada |
| 161 | 5.4 Boas práticas de assistência ao parto |
| 163 | 5.5 Estática fetal |
| 165 | 5.6 Estágios do trabalho de parto e do parto |
| 174 | 5.7 Cesariana |
| 176 | 5.8 Assistência de enfermagem ao recém-nascido de termo saudável |

Capítulo 6
## 185 Puerpério e amamentação
187 6.1 Puerpério, *blues* puerperal e depressão
190 6.2 Importância do aleitamento materno
194 6.3 Técnica e início da amamentação
199 6.4 Principais problemas relacionados à amamentação e ao processo de desmame
209 6.5 Processo de desmame
209 6.6 Aconselhamento em amamentação

215 *Considerações finais*
217 *Referências*
233 *Respostas*
241 *Sobre as autoras*

# Apresentação

A ginecologia e a obstetrícia são áreas nas quais a enfermagem pode atuar com autonomia e poder de decisão nos diagnósticos, na prescrição de cuidados, na orientação sobre os tratamentos prescritos e nos encaminhamentos aos demais profissionais de uma equipe multiprofissional. Essas ações compreendem uma rede de assistência à saúde da mulher no âmbito do Sistema Único de Saúde (SUS) e da saúde suplementar, além de, dentro das políticas públicas, possibilitar a promoção de novas ações e ofertas à saúde da mulher, seja na ginecologia, seja na obstetrícia.

Estima-se que a população de mulheres no Brasil se mantém acima de 51%, pois elas têm maior expectativa de vida e maior nível de escolaridade, mas são as que dedicam a maior parte de seu tempo às atividades domésticas e assumem trabalhos informais, sem proteção social (Freitas et al., 2023). Nesse contexto, tornam-se as principais usuárias do SUS para cuidar de si, de seus familiares, filhos ou parceiros.

Não podemos negar que avançamos significativamente na assistência à saúde da mulher, porém são necessários avanços políticos e sociais que garantam o acesso aos serviços de saúde de modo efetivo, respeitando as diversidades em todas as fases da vida.

Diante dessa realidade, acreditamos ser imprescindível que os profissionais de saúde saibam quem são essas mulheres, seus desafios diários e suas vulnerabilidades sociais. Assim, esta obra é dirigida a estudantes de enfermagem que buscam conhecimentos valiosos para sua formação, visando despertar curiosidade e aproximar o aluno do contexto atual de cuidado de enfermagem obstétrica e ginecológica. Para isso, o conteúdo foi dividido em seis capítulos que abordam temas relacionados à promoção da saúde das mulheres.

No Capítulo 1, apresentamos um histórico da atenção à saúde da mulher até a elaboração das políticas públicas de atenção integral à saúde da mulher e os sistemas de informação que geram dados epidemiológicos sobre a violência contra mulher e a mortalidade materna no Brasil.

No Capítulo 2, abordamos a anatomia do sistema genital feminino, o ciclo reprodutivo da mulher e os cuidados com algumas patologias, como infecções e inflamações vaginais.

No Brasil, as taxas de cesáreas na saúde pública são elevadas e isso afeta a saúde de mães e bebês, por isso, no Capítulo 3, apresentamos os protocolos de assistência ao pré-natal, os exames físicos da gestante de risco habitual e descrevemos a estratificação de risco gestacional.

Os agravos na gestação são sérios problemas de saúde pública, pois podem gerar complicações tanto maternas quanto perinatais e neonatais. Entretanto, a atenção terciária à saúde também deve estar preparada para atender à gestante em momento oportuno e ser a referência no alto risco gestacional, possibilitando cuidado eficaz e de qualidade e garantindo, assim, a saúde do binômio mãe e bebê. Desse modo, no Capítulo 4, abordamos as principais intercorrências obstétricas na gestação, as causas de mortalidade materna e as condutas adequadas nessas situações.

No Capítulo 5, tratamos das evidências científicas em relação à atenção humanizada ao parto e ao nascimento, bem como situações de violência obstétrica e quais as boas práticas de assistência ao parto.

Por fim, no Capítulo 6, discutimos o contexto das condições da mulher no período puerperal, suas complicações e o processo de estabelecimento da amamentação e a influências do aleitamento materno na saúde psíquica da mulher.

Nosso objetivo é mostrar mais do que um material técnico, pretendemos demonstrar que a enfermagem obstétrica é rica em conhecimento científico e que carrega consigo os preceitos da assistência humanizada, com a mulher no centro do cuidado.

Boa leitura!

# Como aproveitar ao máximo este livro

Empregamos nesta obra recursos que visam enriquecer seu aprendizado, facilitar a compreensão dos conteúdos e tornar a leitura mais dinâmica. Conheça a seguir cada uma dessas ferramentas e saiba como elas estão distribuídas no decorrer deste livro para bem aproveitá-las.

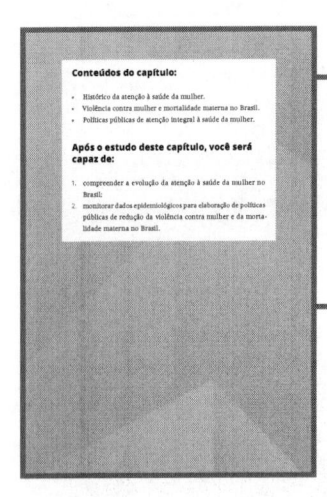

*Conteúdos do capítulo:*

Logo na abertura do capítulo, você fica conhecendo os conteúdos que nele serão abordados.

*Após o estudo deste capítulo, você será capaz de:*

Antes de iniciarmos nossa abordagem, listamos as habilidades trabalhadas no capítulo e os conhecimentos que você assimilará no decorrer do texto.

*Para saber mais*

Sugerimos a leitura de diferentes conteúdos digitais e impressos para que você aprofunde sua aprendizagem e siga buscando conhecimento.

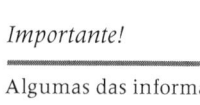

*Importante!*

Algumas das informações centrais para a compreensão da obra aparecem nesta seção. Aproveite para refletir sobre os conteúdos apresentados.

*Síntese*

Ao final de cada capítulo, relacionamos as principais informações nele abordadas a fim de que você avalie as conclusões a que chegou, confirmando-as ou redefinindo-as.

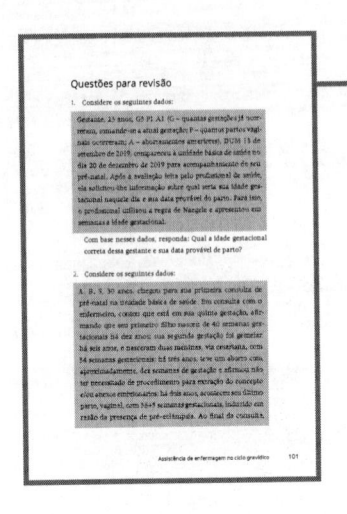

## Questões para revisão

Ao realizar estas atividades, você poderá rever os principais conceitos analisados. Ao final do livro, disponibilizamos as respostas às questões para a verificação de sua aprendizagem.

## Questões para reflexão

Ao propor estas questões, pretendemos estimular sua reflexão crítica sobre temas que ampliam a discussão dos conteúdos tratados no capítulo, contemplando ideias e experiências que podem ser compartilhadas com seus pares.

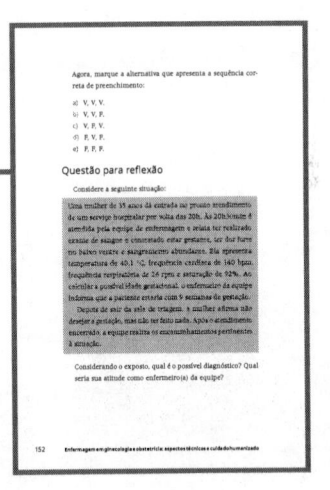

**Capítulo 1**
# Políticas públicas e atenção integral à saúde da mulher

Cibele Domingues Prado da Luz

## Conteúdos do capítulo:

- Histórico da atenção à saúde da mulher.
- Violência contra mulher e mortalidade materna no Brasil.
- Políticas públicas de atenção integral à saúde da mulher.

## Após o estudo deste capítulo, você será capaz de:

1. compreender a evolução da atenção à saúde da mulher no Brasil;
2. monitorar dados epidemiológicos para elaboração de políticas públicas de redução da violência contra mulher e da mortalidade materna no Brasil.

A garantia da saúde faz parte da Declaração Universal dos Direitos Humanos, publicada em 1948, após a Assembleia Geral das Nações Unidas (ONU, 1948). Desse modo, segundo esse documento, todos os indivíduos "nascem livres e iguais em dignidade e direitos", tendo "capacidade para gozar os direitos e as liberdades estabelecidos nesta Declaração, sem distinção de qualquer espécie, seja de raça, cor, sexo, idioma, religião, opinião política ou de outra natureza, origem nacional ou social, riqueza, nascimento, ou qualquer outra condição" (ONU, 1948, arts. 1º e 2º).

A Declaração Universal dos Direitos Humanos é, até hoje, um ideal a ser atingido por todos os povos e nações. O documento foi assinado três anos após o fim da Segunda Guerra Mundial (1939-1945), quando o mundo sofria as consequências de seis anos de conflito: milhões de pessoas mortas, mutilação física e psicológica de civis e militares, pobreza, destruição de cidades inteiras e, consequentemente, de sua população.

Foi na busca pela justiça, pela igualdade e pela reconstrução de um mundo arrasado que a Declaração dos Direitos Humanos foi assinada pelos países-membros da Organização das Nações Unidas (ONU). O texto desse documento ainda serviu de base para dois tratados criados em 1966: (1) o Pacto Internacional dos Direitos Civis e Políticos e (2) o Pacto Internacional dos Direitos Econômicos, Sociais e Culturais.

Os direitos humanos foram criados com base na história da sociedade, por isso, como afirma Bobbio (1992, p. 9), eles são direitos históricos, ou seja, nascidos em determinadas circunstâncias e de maneira gradual, em "momentos de lutas em defesa de liberdades contra velhos poderes".

Embora pareça óbvio que todos os seres humanos tenham direitos fundamentais que os protejam de abusos de poder ou de situações precárias que comprometam sua vida, eles foram conquistados gradativamente e inseridos na pauta de organizações internacionais, como a ONU, e dos governantes, como fruto de reivindicações da sociedade.

## 1.1 Evolução das políticas de atenção à saúde da mulher no Brasil

Como o Ministério da Saúde explica no documento *Política Nacional de Atenção Integral à Saúde da Mulher: princípios e diretrizes*, "os programas materno-infantis, elaborados nas décadas de 30, 50 e 70, traduziam uma visão restrita sobre a mulher, baseada em sua especificidade biológica e no seu papel social de mãe e doméstica, responsável pela criação, pela educação e pelo cuidado com a saúde dos filhos e demais familiares" (Brasil, 2011b, p. 15). Ainda segundo o documento do Ministério da Saúde, "esses programas preconizavam as ações de proteção aos grupos de risco e em situação de maior vulnerabilidade, como era o caso naquele momento das crianças e gestantes" (Brasil, 2011b, p. 15).

Ávila e Bandler (citados por Brasil, 2011b) afirmam que os movimentos feministas criticavam esses programas por preconizarem a assistência ao ciclo gravídico-puerperal da mulher, deixando os outros ciclos de vida praticamente desassistidos. Eles atuavam diretamente no campo da saúde, o que contribuiu para incluir na agenda da política nacional outro olhar para a saúde da mulher, jogando luz na desigualdade das condições de vida e das relações entre homens e mulheres, em questões associadas à sexualidade, à reprodução humana, à contracepção, à prevenção de doenças sexualmente transmissíveis, à sobrecarga de trabalho das mulheres com o trabalho doméstico e a criação dos filhos (Brasil, 2011b).

O movimento das mulheres alegava que "as desigualdades nas relações sociais entre homens e mulheres se traduzia também em problemas de saúde que afetam particularmente a população feminina" (Brasil, 2011b, p. 16).

Como resultado dos argumentos levantados pelos movimentos de mulheres,

> foi proposto que a perspectiva de mudança das relações sociais entre homens e mulheres prestasse suporte à elaboração, execução e avaliação das políticas de saúde da mulher. As mulheres organizadas reivindicaram, portanto, sua condição de sujeitos de direito, com necessidades que extrapolam o momento da gestação e parto, demandando ações que lhes proporcionassem a melhoria das condições de saúde em todas os ciclos de vida. Em 1984, o Ministério da Saúde elaborou o Programa de Assistência Integral à Saúde da Mulher (PAISM), marcando, sobretudo, uma ruptura conceitual com os princípios norteadores da política de saúde das mulheres e os critérios para eleição de prioridades neste campo. O PAISM incorporou como princípios e diretrizes as propostas de descentralização, hierarquização e regionalização dos serviços, bem como a integralidade e a equidade da atenção. O novo programa para a saúde da mulher incluía ações educativas, preventivas, de diagnóstico, tratamento e recuperação, englobando a assistência à mulher no aspecto clínico-ginecológico, no pré-natal, parto e puerpério, no climatério, em planejamento familiar, DST, câncer de colo de útero e de mama, além de outras necessidades identificadas a partir do perfil populacional das mulheres. (Brasil, 2011b, p. 16)

Buscando combater os problemas na implantação do referido programa, o Ministério da Saúde aprovou, por meio da Portaria n. 95, de 26 de janeiro de 2001, a Norma Operacional de Assistência à Saúde (Noas), que "amplia as responsabilidades dos municípios na Atenção Básica; define o processo de regionalização da assistência; cria mecanismos para fortalecimento da capacidade de gestão do Sistema Único de Saúde e procede à atualização dos critérios de habilitação de estados e municípios" (Brasil, 2001, art. 1º).

> Na área da saúde da mulher, a NOAS estabelece para os municípios a garantia das ações básicas mínimas de pré-natal e puerpério, planejamento familiar e prevenção do câncer de colo uterino e, para garantir o acesso às ações de maior complexidade, prevê a conformação de sistemas funcionais e resolutivos de assistência à saúde, por meio da organização dos territórios estaduais. (Brasil, 2011b, p. 18)

Entre as lacunas que ainda existem na atenção à saúde da mulher, desde 2003, foi incluída a atenção a segmentos da população feminina ainda invisibilizados, bem como a problemas emergentes que afetam a saúde dessa população (Brasil, 2011b).

Estudos apontam que, no período de 1998 a 2002, trabalhou-se muito na perspectiva de priorizar a saúde reprodutiva, de modo a reduzir a mortalidade materna (pré-natal, assistência ao parto e contracepção) (Brasil, 2011b). Nesse sentido,

> embora se tenha mantido como imagem-objetivo a atenção integral à saúde da mulher, essa definição de prioridades dificultou a atuação sobre outras áreas estratégicas do ponto de vista da ampla agenda de saúde da mulher. Essa perspectiva de atuação também comprometeu a transversalidade de gênero e

raça, apesar de se perceber um avanço no sentido da integralidade e uma ruptura com as ações verticalizadas do passado, uma vez que os problemas não foram tratados de forma isolada e que houve a incorporação de um tema novo como a violência sexual. (Brasil, 2011b, p. 18-19)

Análises do Ministério da Saúde apontam que

ainda há várias lacunas como atenção ao climatério/menopausa; queixas ginecológicas; infertilidade e reprodução assistida; saúde da mulher na fase da adolescência; doenças crônicas-generativas; saúde ocupacional; saúde mental; doenças infectocontagiosas e a inclusão da perspectiva de gênero e raça nas ações a serem desenvolvidas. Em 2003, a Área Técnica de Saúde da Mulher identifica ainda a necessidade de articulação com outras áreas técnicas e da proposição de novas ações, quais sejam: atenção a mulheres rurais, mulheres com deficiência, mulheres negras, indígenas, presidiárias e lésbicas e a participação nas discussões e atividades sobre saúde da mulher e meio ambiente. (Brasil, 2011b, p. 19)

Em 2016, o Ministério da Saúde, em parceria com Instituto Sírio-Libanês de Ensino e Pesquisa, publicou o documento Protocolos da Atenção Básica: saúde das mulheres, com "o objetivo de ampliar a resolutividade das equipes de saúde, proporcionando ampliação do escopo de práticas e apoio ao processo de trabalho a partir da oferta de tecnologias assistenciais e educacionais" (Brasil, 2016, p. 11). Esse documento "contempla desde temas como pré-natal, puerpério e aleitamento materno, até planejamento reprodutivo, climatério e atenção às mulheres em situação de violência doméstica e sexual" (Brasil, 2016, p. 12). O programa abrange também "a abordagem dos problemas/

queixas e a prevenção dos cânceres que mais acometem a população feminina" (Brasil, 2016, p. 12).

Como esclarece o documento, os protocolos devem ter flexibilidade, trazendo materiais técnicos norteadores para o processo de trabalho das equipes de saúde, considerando as diferentes populações e possíveis adequações às distintas realidades do país (Brasil, 2016).

## 1.2 Situação da saúde da mulher no Brasil

O Ministério da Saúde argumenta que, como consequência da diversidade brasileira no que diz respeito às condições socioeconômicas e culturais, ao acesso às ações e aos serviços de saúde, o perfil epidemiológico da população feminina também apresenta diferenças importantes entre as regiões do país (Brasil, 2011b). Nesse contexto, os processos de implantação e implementação da Política Nacional para Atenção Integral à Saúde da Mulher (PNAISM) devem considerar essa diversidade e essas diferenças para propiciar uma atuação mais próxima da realidade de cada local e alcançar resultados mais satisfatórios (Brasil, 2011b).

Como esclarece o documento do Ministério da Saúde, dados de mortalidade dizem muito sobre as condições de saúde das populações, portanto é importante reconhecer que:

> determinados problemas afetam de maneira distinta homens e mulheres. Isso se apresenta de maneira marcante no caso da violência. Enquanto a mortalidade por violência afeta os homens em grandes proporções, a morbidade, especialmente provocada pela violência doméstica e sexual, atinge prioritariamente a população feminina. (Brasil, 2011b, p. 25)

Segundo Laurenti, Mello-Jorge e Gotlieb (citados po Brasil, 2011b, p. 26),

> em pesquisa realizada nas capitais brasileiras e no Distrito Federal, analisando óbitos em mulheres de 10 a 49 anos (ou seja, mulheres em idade fértil), as dez primeiras causas de morte encontradas foram as seguintes, em ordem decrescente: acidente vascular cerebral, aids, homicídios, câncer de mama, acidente de transporte, neoplasia de órgãos digestivos, doença hipertensiva, doença isquêmica do coração, diabetes e câncer de colo do útero.

A violência é um fenômeno que atinge mulheres de diferentes orientações sexuais, classes sociais, origens, regiões, estados civis, escolaridade, raças/etnias ou em desigualdade de poder. Pode ocorrer desde a infância até a velhice, seja no campo do trabalho, seja nas dimensões religiosas, culturais e/ou comunitárias (Brasil, 2016).

Em 2014, foram publicadas as normativas sobre serviços de atenção à saúde de mulheres em situação de violência, com destaque para as Portarias n. 485 e n. 618 do Ministério da Saúde.

A violência resulta em altos custos econômicos e sociais, sem contar os profundos efeitos emocionais nas famílias, em razão do impacto na saúde e na qualidade de vida (Brasil, 2010b).

Nos problemas de saúde associados ao exercício da sexualidade, as mulheres estão essencialmente afetadas e, pela particularidade biológica, têm como complicação a transmissão vertical de doenças como a sífilis e o vírus HIV.

> No Brasil, as principais causas de morte da população feminina são as doenças cardiovasculares, destacando-se o infarto agudo do miocárdio e o acidente vascular cerebral; as neoplasias, principalmente o câncer de mama, de pulmão e o de colo

do útero; as doenças do aparelho respiratório, marcadamente as pneumonias (que podem ter relação com casos de aids não diagnosticados); doenças endócrinas, nutricionais e metabólicas, com destaque para o diabetes; e as causas externas. (Brasil, 2011b, p. 25-26)

A mortalidade no período do ciclo gravídico-puerperal e o aborto não aparecem entre as dez primeiras causas de óbito na pesquisa supracitada, mas a seriedade do problema é demonstrada quando se faz notar o fato de que a gravidez é um evento relacionado à vivência da sexualidade.

## 1.2.1 Mortalidade materna

A mortalidade materna é um importante indicador para avaliar as condições de saúde de uma população. Baseando-se em análises de quais condições e como as mulheres morrem, é possível avaliarmos o nível de desenvolvimento de determinada sociedade. Razões de mortalidade materna altas indicam, por exemplo, precariedade nas condições socioeconômicas, grau de escolaridade, processos familiares permeados por violência e, acima de tudo, dificuldades de acesso a serviços de saúde de boa qualidade.

De acordo com Fernandes et al. (2015, p. 193), "estudo realizado pela OMS estimou que, em 1990, aproximadamente, 585.000 mulheres em todo o mundo morreram vítimas de complicações ligadas ao ciclo gravídico-puerperal. Apenas 5% delas viviam em países desenvolvidos".

Na atualidade, cerca de 830 mulheres morrem diariamente por causas evitáveis relacionadas à gestação e ao parto; a taxa global de mortalidade materna (número de mortes maternas por

100 mil habitantes) reduziu apenas 2,3% de 1990 a 2015. Alguns países conseguiram reduzir 5,5% de 2000 a 2010. A Organização Mundial de Saúde (World Health Organization – WHO) está formando um grupo de trabalho para discussão e desenvolvimento de protocolo para hemorragia pós-parto, sendo a principal causa de mortalidade materna no mundo (GTR, 2023).

No Brasil, no período de 1980 a 1986, as razões de mortalidade materna apresentaram uma tendência de queda, muito provavelmente quando houve a expansão da rede pública de saúde e o aumento da cobertura das ações obstétricas e de planejamento familiar; já de 1987 a 1996 elas mantiveram-se estáveis (Brasil, 2011b). Em 1996, incluiu-se na declaração de óbito uma variável que permite identificar as mulheres grávidas no momento do óbito e até um ano após o parto (morte materna tardia); no mesmo período, o Ministério da Saúde trabalhou na implantação de comitês estaduais de morte materna (Brasil, 2011b). Assim, em 2001, a razão de mortalidade materna corrigida foi de 74,5 óbitos maternos por 100 mil nascidos vivos (Brasil, 2011b). Entre as principais causas da mortalidade materna estão "a hipertensão arterial, as hemorragias, a infecção puerperal e o aborto, todas evitáveis" (Reganassi et al., 2015, p. 320).

> A queda da mortalidade materna de 1999 a 2001 pode estar associada a uma melhoria na qualidade da atenção obstétrica e ao planejamento familiar. Nesse período, a mortalidade materna foi considerada uma prioridade do governo federal e vários processos estaduais e municipais foram deflagrados para reduzi-la. A partir do ano de 1998, diminuíram os óbitos em internações obstétricas no SUS, passando de 34,8 óbitos por 100.000 internações em 1997, para 28,6 óbitos por 100.000 internações em

2001. Nesse período, também caiu o número de mulheres que morreram no parto em relação ao número de partos realizados, passando de 32,48 para 24 óbitos em 100.000 partos em 2001. (Brasil, 2011b, p. 27)

Vale ressaltar que razões de mortalidade materna altas indicam, por exemplo, precariedade nas condições socioeconômicas, grau de escolaridade, processos familiares permeados por violência e, acima de tudo, dificuldades no acesso a serviços de saúde de boa qualidade (Brasil, 2011b).

## 1.2.2 Deficiência da atenção obstétrica

De acordo com o documento *Política Nacional de Atenção Integral Saúde da Mulher*,

aproximadamente 13% das mulheres que tiveram filhos nos cinco anos que antecederam a pesquisa não haviam realizado nenhuma consulta de pré-natal. Dessas, 9% eram residentes nas regiões urbanas e 32% no meio rural. A menor cobertura de pré-natal foi encontrada no Nordeste (75%) e a maior no Estado do Rio de Janeiro (96%). Essa pesquisa demonstra que o acesso à assistência pré-natal é um problema significativo para a população rural, principalmente nas regiões Norte e Nordeste. Desde a implantação do Sistema de Informação Ambulatorial (AIH), registra-se uma tendência de aumento do número de consultas de pré-natal, especialmente a partir de 1997. Em 1995, foram registradas 1,2 consultas de pré-natal para cada parto realizado no SUS. Em dezembro de 2002, essa razão era de 4,4 consultas de pré-natal para cada parto (Tabnet SIA-Datasus e TabwinAIH-Datasus, 2003). Apesar do aumento do número de consultas de pré-natal, a qualidade dessa assistência é precária, o que pode ser atestado pela alta incidência de sífilis congênita, estimada em 12 casos/1.000 nascidos vivos, no SUS (PN-DST/AIDS, 2002), pelo fato da hipertensão arterial ser a causa mais frequente de morte materna no Brasil, e também porque apenas 41,01% das gestantes inscritas no Programa de Humanização no Pré-Natal e Nascimento (PHPN) receberam a 2ª dose ou a dose de reforço ou a dose imunizante da vacina antitetânica, segundo o sistema de informação do Programa (Brasil, 2002).

Os indicadores do Sisprenatal (2002) demonstram que somente 4,07% das gestantes inscritas no PHPN realizaram o elenco mínimo de ações preconizadas pelo Programa (Brasil, 2001) e que somente 9,43% realizaram as seis consultas de pré-natal e a consulta de puerpério. (Brasil, 2011b, p. 28-29)

Isso evidenciou que a atenção ainda não estava consolidada nos serviços de saúde. No Brasil, "a atenção ao parto e nascimento é marcada pela excessiva medicalização, intervenções desnecessárias e potencialmente iatrogênicas e pela prática abusiva da cesariana" (Brasil, 2011b, p. 29), sem indicações reais.

Ainda, gestantes são isoladas de seus familiares, sem privacidade e com desrespeito a seu protagonismo e à sua autonomia frente ao parto (Brasil, 2011b).

## 1.2.3 Violência doméstica e sexual

A violência sexual é um dos principais indicadores do preconceito de gênero contra a mulher. Uma pesquisa coordenada pela OMS em oito países retratou o perfil da violência sofrida pelas mulheres na faixa etária de 15 a 49 anos – no Brasil, São Paulo e a zona da mata de Pernambuco fizeram parte da coleta de dados (Krug, 2002).

Com base nessa pesquisa, Nascimento (2004, p. 4) explica que:

> Nesses municípios, 29% das mulheres relataram violência física e/ou sexual por parte do companheiro. Em Pernambuco, 34% das mulheres relataram algum episódio de violência cometido pelo parceiro ou ex-parceiro. Dentre as mulheres agredidas, foram relatados problemas de saúde: dores ou desconforto severo, problemas de concentração e tontura. Nesse grupo também foi mais comum a tentativa de suicídio e maior frequência do uso do álcool. Os dados dessa pesquisa confirmam que a violência sexual e/ou doméstico é um grave problema de saúde pública.

No entanto, ainda de acordo com Nascimento (2004), entre as vítimas que relataram violência, apenas 16% em São Paulo e 11% em Pernambuco buscaram hospitais ou centros de saúde. Esses percentuais são indicativos de pouca divulgação, bem como de dificuldades de acesso aos serviços pelas mulheres vítimas de violência.

Uma avaliação da gestão municipal em saúde de Curitiba apontou que, após o primeiro ano de implantação do programa de atendimento à mulher vítima de violência, houve um aumento na busca de serviços de saúde, o que é atribuído à estratégia de divulgação e à articulação entre diferentes setores que prestam assistência a essas vítimas (Rodrigues et al., 2016).

> A média de atendimentos em Curitiba, em 2002, passou de 18 casos/mês, no primeiro trimestre, para 48 casos/mês no último trimestre. Outro aspecto importante da divulgação do programa é a chegada precoce na rede de saúde, em que 80% das vítimas chegaram até 72 horas após a violência, possibilitando o

início da profilaxia das DST/HIV/AIDS e da gravidez pós-estupro conforme a necessidade e a escolha de cada um(a). (Brasil, 2011b, p. 38-39)

Nos últimos anos, a atenção às mulheres em situação de violência apresenta uma inclinação à expansão, sendo marcada por criações de secretarias, políticas e ministérios específicos para esse público.

Alguns exemplos de leis homologadas para a proteção à vida das mulheres foram a Lei Maria da Penha (Lei n. 11.340/2006, que cria mecanismos para combater a violência doméstica e familiar); a Lei Carolina Dieckmann (Lei n. 12.737/2012, que torna crime a invasão de aparelhos eletrônicos para obtenção de dados particulares); a Lei do Minuto Seguinte (Lei n. 12.845/2013, que garante a todas as vítimas de violência sexual o atendimento imediato no SUS, com apoio de médico, psicólogo e serviço social, além de exames e medicações preventivas); a Lei Joana Maranhão (Lei n. 12.650/2015, que altera a prescrição e o prazo para denúncias de violência sexual); e a Lei do Feminicídio (Lei n. 13.104/2015), que torna o feminicídio circunstância qualificadora do crime de homicídio, isto é, crime praticado pela simples razão de a vítima ser mulher (UNFPA, 2021). Além de todas essas leis, delegacias, redes e serviços especializados no atendimento a mulheres foram ampliados, como a Casa da Mulher Brasileira – encontrada em algumas capitais, reúne profissionais capacitados em atendimento humanizado e acolhedor a todas as mulheres vítimas de violência –, centros de referência, juizados e núcleos de atendimento (UNFPA, 2021).

## 1.2.4 Mulher no climatério/menopausa

Segundo a PNAISM, do Ministério da Saúde:

> Climatério é a fase de transição entre o período reprodutivo e o não reprodutivo da vida da mulher, estendendo-se até os 65 anos de idade. Menopausa é um marco dessa fase, correspondendo ao último período menstrual, somente reconhecida após passados 12 meses da sua ocorrência. A idade média de ocorrência da menopausa é 50 anos. O climatério/menopausa não é uma doença e sim uma fase da vida da mulher. A maioria das mulheres passa por ela sem apresentar queixas e sem necessitar de medicamentos. Outras apresentam sintomas de intensidade variável e que são, geralmente, transitórios. Entre os sintomas que podem ocorrer no climatério/menopausa, alguns são devido ao brusco desequilíbrio entre os hormônios e outros estão ligados ao estado geral da mulher e ao estilo de vida adotado até então. A autoimagem, o papel e as relações sociais, as expectativas e projetos de vida também contribuem para o aparecimento e a intensidade dos sintomas. (Brasil, 2011b, p. 42)

Nossa sociedade discrimina pessoas em razão de sua idade cronológica, e isso é mais evidenciado para as mulheres por questões ligadas às mudanças no corpo físico, à crença da eterna juventude e à supervalorização da maternidade. Como uma sociedade patriarcal, a beleza e a juventude se relacionam ao sucesso, e adentrar na *meia idade*, termo popularmente usado no século passado, pode aparentar para muitas mulheres que a "vida acabou".

Muitas outras situações comumente acontecem na mesma fase do climatério, como separação, viuvez, filhos que saem de casa etc., o que pode contribuir para a sensação de "ninho vazio".

O significado da menopausa está diretamente ligado ao fim do período de fecundidade da mulher, mas não está relacionado à diminuição de produtividade, muito menos ao fim de sua sexualidade.

Segundo dados do Instituto Brasileiro de Geografia e Estatística (IBGE), a expectativa de vida das mulheres é de 72,4 anos, e a menopausa ocorre por volta dos 45-50 anos (Brasil, 2004b). Com isso, elas terão ainda muitos anos de vida, que podem ser aproveitados de maneira saudável, ativa, produtiva e com plenitude.

O sedentarismo é um fator que facilita o aparecimento de doenças crônicas que elevam a morbidade e a letalidade. O combate ao sedentarismo melhora e favorece a disposição de uma vida mais plena. Aliado a isso, e não menos importante, ter uma dieta saudável e controlar o ganho de peso, disponibilizar um tempo ao lazer, não fumar e priorizar a convivência familiar e comunitária colabora para uma vida melhor nessa fase.

A PNAISM pontua que,

> Por falta de consenso na literatura sobre a terapia de reposição hormonal (TRH), recomenda-se que alguns cuidados sejam observados na prescrição desses medicamentos, mesmo nas mulheres consideradas saudáveis: limitar o uso de hormônios àquelas mulheres que apresentam sintomas resistentes a tratamentos mais inofensivos; realizar exame das mamas e região pélvica antes e durante de qualquer tratamento hormonal; não adotar a TRH para mulheres que tenham tendência a problemas de coagulação, trombose, hipertensão arterial, doenças do coração e taxas elevadas de colesterol. Não se recomenda também a TRH por um longo período, para prevenir o envelhecimento, como é prescrita comumente no nosso meio. (Brasil, 2011b, p. 44)

O uso de hormônios nessa fase nutre o imaginário das mulheres com falsas expectativas de eterna juventude e beleza. Essa prática na medicina só será modificada quando as mulheres retomarem a consciência de seus corpos e direitos e das possibilidades preventivas e terapêuticas, bem como das consequências das diferentes práticas médicas demandadas em cada fase da vida. Portanto, é necessário informar às mulheres que o abuso no uso de estrógenos pode aumentar os sintomas do climatério/menopausa e gerar sérios problemas de saúde, de modo que elas possam decidir por adotar ou não a terapia de reposição hormonal.

## 1.3 Contracepção e planejamento familiar, direitos sexuais e reprodutivos

É preciso transmitir informações sobre todos os métodos contraceptivos aceitos no Brasil, bem como sobre a eficiência de cada um para evitar a gravidez. Nesse sentido, o dispositivo intrauterino com cobre e os hormonais injetáveis trimestrais ou mensais têm-se demonstrado mais eficientes por não haver o risco de esquecimento. Nos casos de não aceitação ou impossibilidade de utilização desses métodos por algum problema de saúde, a pílula e os métodos de barreira entram em destaque.

Outro método que deve ser destacado é a anticoncepção hormonal de emergência (AHE), muito benéfica em casos que a mulher não terá vida sexual ativa em um período, podendo estar exposta a relações sexuais inesperadas e não protegidas do risco de gravidez e de abortamento (Brasil, 2013).

Nesse contexto, destacamos, a seguir, alguns métodos contraceptivos.

**A minipílula** tem eficácia contraceptiva inferior à dos anticoncepcionais orais combinados, porém, como a fertilidade diminui nessa faixa etária [40 a 55 anos], sua segurança na perimenopausa é comparável à apresentada por usuárias mais jovens de anticoncepcionais hormonais combinados orais. Pode ser utilizada quando há contraindicação ao uso de estrogênio.

**O injetável mensal** pode ser usado na mulher climatérica, desde que sejam observadas as suas contraindicações. Entretanto, deve-se evitar o uso de formulações com elevadas doses de estrogênio, que aumentam o risco de hiperplasia do endométrio e favorecem o aparecimento de fenômenos tromboembólicos [...]. A primeira opção deve recair sobre os injetáveis mensais que contenham 5 mg de estrogênio.

**O injetável trimestral** tem como vantagem poder ser usado quando for contraindicado o uso de estrógeno e também a facilidade do seu uso e sua alta eficácia. Porém apresenta grande incidência de efeitos indesejáveis, tais como: causa alterações metabólicas discretas, porém significativas, destacando-se a queda do HDL – colesterol, elevação da glicemia e do nível de insulina; aumento de peso; alterações menstruais, como amenorreia e sangramento de disrupção; depressão; diminuição da libido e, muitas vezes, diminuição da lubrificação vaginal. Além disso, a provável influência do acetato de medroxiprogesterona sobre o osso tem sido estudada, uma vez que a densidade óssea pode ser alterada pelo seu uso. Entretanto, são necessários mais estudos até que esse efeito seja totalmente esclarecido e seu risco completamente definido. Assim sendo, o injetável trimestral não constitui boa escolha para a perimenopausa, restringindo-se sua indicação quando da impossibilidade de uso de outros métodos [...].

**Os implantes subcutâneos** apresentam alta eficácia contraceptiva e proteção endometrial. Os efeitos colaterais como acne, mastalgia, cefaleia, aumento de peso, diminuição da libido, labilidade emocional e controle deficiente de ciclos menstruais fazem com que o método não seja bem aceito na perimenopausa, apesar da sua eficácia contraceptiva e proteção endometrial [...].

**O anel vaginal**, composto de estrogênio e progesterona, envoltos por uma camada de silástico microperfurada, com liberação constante e controlada dos hormônios para a corrente sanguínea, representa alternativa de contracepção importante no climatério, em razão de sua praticidade de uso e de sua eficácia comprovada. Promove bom controle do ciclo, embora tenha dosagens baixas. Suas contraindicações são as mesmas do anticoncepcional hormonal combinado oral, por exemplo, tabagismo, cefaleia crônica, além da presença de cervicocolpites [...].

**O adesivo anticoncepcional transdérmico** contém dois hormônios, estrogênio e progestogênio, que são absorvidos por meio da pele. Pode ser uma escolha apropriada em casos de intolerância gástrica ou da dificuldade de uso das pílulas anticoncepcionais pela ocorrência de esquecimentos frequentes. Possui também alta eficácia, sendo claramente, opção confortável a qualquer faixa etária. O custo do produto é fator que dificulta seu uso [...]. Suas contraindicações são as mesmas do anticoncepcional hormonal combinado oral, por exemplo, tabagismo e cefaleia crônica.

**O DIU de cobre** é um excelente método para ser usado na pré-menopausa, desde que a mulher não apresente nenhuma condição que contraindique o seu uso. Apresenta elevada eficácia, tem poucos efeitos colaterais, longa duração e ausência de efeitos metabólicos. O DIU de cobre, modelo TCu-380 A, como tem duração de uso de 10 anos, após a sua inserção, inserido aos 40 anos, pode ser removido somente depois de instalada a menopausa. É importante lembrar que o DIU não é um método indicado para mulheres com risco aumentado para DST/HIV/Aids. Entre as suas desvantagens, destacam-se a possibilidade de aumento do fluxo menstrual, a maior incidência de dismenorreia e a maior taxa de expulsão [...].

**O DIU com levonorgestrel** – sistema intrautrino liberador de levonorgestrel (SIU-LNG) – age localmente no útero, com mínima absorção sanguínea. Provoca diminuição gradativa do fluxo menstrual, podendo promover amenorreia por atrofia endometrial, embora não provoque as reações sistêmicas relacionadas à progesterona. É considerado bom método para uso no climatério, por ser um método anticoncepcional de longa duração, altamente eficaz e reversível que contribui para o controle das hipermenorragias, comuns nessa fase [...].

**O diafragma** é um ótimo método para mulheres motivadas a usá-lo e bem orientadas. Assim como todos os métodos de barreira, tem a vantagem de não ocasionar alterações sistêmicas. O aumento da frequência de relaxamento pélvico e de prolapso uterino, nesse grupo etário, deve ser considerado na indicação desse método.

**Os espermaticidas** à base de nonoxinol-9 (N-9) a 2%, que são os mais amplamente utilizados, podem provocar irritação e/ou microfissuras na mucosa vaginal e cervical quando usados várias vezes ao dia, aumentando o risco de infecção e transmissibilidade de DST/HIV. Além disso, podem agravar a colpite hipoestrogênica (atrófica), não sendo um método que deva ser incentivado para a mulher na perimenopausa. [...].

**Os métodos comportamentais** (tabela, muco cervical, temperatura basal, sintotérmico, entre outros) são pouco recomendados para mulheres na pré-menopausa, pois a irregularidade menstrual é muito comum nessa fase.

**A anticoncepção oral de emergência** é um método muito importante para evitar gravidez indesejada após relação sexual desprotegida. Deve ser usada somente como método de emergência, e não de forma regular, substituindo outro método anticoncepcional.

**A laqueadura tubária** está em franca decadência nos países mais desenvolvidos, devido ao planejamento reprodutivo dispor atualmente de inúmeros outros métodos reversíveis, de menor custo, menor risco e menores complicações em longo prazo. No Brasil, a esterilização feminina mantém-se como o método contraceptivo mais frequentemente utilizado (29%), seguida pela pílula (25%) [...]. Por outro lado, cada vez mais aumenta a demanda para reversão de laqueadura tubária, decorrente do arrependimento da mulher. Entretanto, o procedimento para reverter a ligadura é difícil, caro e não está acessível para a maioria das mulheres. Por essas razões, a esterilização sempre deve ser considerada como definitiva, o que enfatiza a importância de aconselhamento muito cuidadoso e completo das pessoas e/ou casais que solicitam esse método, como pré-requisito ético e legal [...]. É importante salientar ainda que, com o avanço da idade, os riscos relacionados à morbiletalidade são maiores e as queixas menstruais, como o aumento do volume do fluxo, algia pélvica, hipermenorreia e outras irregularidades, tendem a piorar com a laqueadura tubária. Portanto, a indicação desse método deve ser criteriosa, quando os benefícios realmente compensarem os riscos e não houver outras opções [...].

**A vasectomia**, ao contrário da esterilização feminina, deve ser incentivada, por se tratar de um procedimento mais fácil e seguro, em relação à laqueadura tubária. É ótima alternativa de dividir a responsabilidade sexual e reprodutiva com o parceiro. Entretanto, a reversão cirúrgica é complexa, cara e não está amplamente disponível. Por essas razões, a esterilização sempre deve ser considerada como definitiva, o que enfatiza a importância de aconselhamento muito cuidadoso e completo das pessoas e/ou casais que solicitam esse método, como pré-requisito ético e legal. (Brasil, 2013, p. 120-123)

Para o profissional da enfermagem, os conhecimentos sobre contraceptivos são essenciais no que se refere à promoção da saúde sexual e reprodutiva, visto que ele deve transmitir informações precisas, acessíveis e culturalmente sensíveis sobre os diferentes métodos contraceptivos disponíveis, bem como seus benefícios, riscos, forma correta de utilização e para qual público cada um se destina.

Com base em dados corretos, o profissional da enfermagem pode auxiliar as pessoas a terem acesso a essas informações e a decidirem o melhor método entre os disponíveis nas realidades assistenciais desses indivíduos.

## 1.4 Abortamento

O abortamento espontâneo ocorre em aproximadamente 10% das gestações e envolve sentimentos de perda e culpa, além de trazer complicações para o sistema reprodutivo, requerendo atenção técnica adequada, segura e humanizada (Brasil, 2011a).

O Ministério da Saúde conta com um modelo humanizado de atenção às mulheres com abortamento, objetivando assegurar efetividade nesse serviço e mudar paradigmas tanto nos serviços de saúde quanto na sociedade. Para implantação desse modelo de assistência, cinco elementos são essenciais:

1. Rede integrada com a comunidade e com os prestadores de serviço para a prevenção das gestações indesejadas e do abortamento inseguro, para a mobilização de recursos e para a garantia de que os serviços reflitam as necessidades da comunidade e satisfaçam suas expectativas.
2. Acolhimento e orientação para responder às necessidades de saúde mental e física das mulheres, além de outras preocupações que possam surgir.
3. Atenção clínica adequada ao abortamento e suas complicações, segundo referenciais éticos, legais e bioéticos.
4. Oferecimento de serviços de planejamento reprodutivo às mulheres pós-abortamento, inclusive orientações para aquelas que desejam nova gestação.
5. Integração com outros serviços de atenção integral à saúde e de inclusão social para as mulheres. (Brasil, 2011b, p. 13)

De acordo com o Código Penal Brasileiro (Decreto-Lei n. 2.848, de 7 de dezembro de 1940), o aborto é ilegal, excetuando-se casos de:

**Aborto necessário**

I – se não há outro meio de salvar a vida da gestante;

**Aborto no caso de gravidez resultante de estupro**

II – se a gravidez resulta de estupro e o aborto é precedido de consentimento da gestante ou, quando incapaz, de seu representante legal. (Brasil, 1940, art. 128, grifo do original)

No entanto, vários países com leis restritivas sobre o abortamento, como o caso do Brasil, têm autorizado a interrupção da gravidez em casos de má-formação fetal com inviabilidade de vida extrauterina se houver o consentimento da mulher (OMS, 2013).

Esse cenário de ilegalidade do aborto no Brasil prejudica as estatísticas confiáveis para a implementação de novas políticas públicas nas diferentes realidades regionais e faixas etárias em que a gravidez indesejada ocorre com mais prevalência. O aborto realizado em condições inseguras está entre as principais causas de morte materna, sendo também causa de discriminação e violência institucional contra as mulheres nos serviços de saúde (Viveiros, 2022).

Muitos riscos estão envolvidos no momento de um procedimento de aborto, como perfuração uterina, infecção e hemorragia, os quais elevam os índices de morbidade e mortalidade em mulheres. Considerando que poucas delas buscam os serviços de saúde pela ocasião de um aborto e que, nas declarações de óbito, o aborto não especificado se mantém como causa básica, os dados podem não retratar a realidade brasileira (Cardoso; Vieira; Saraceni, 2020).

A mudança de postura do profissional, de modo a promover acolhimento e transmitir informação, orientação e suporte emocional no atendimento à mulher, favorece a atenção humanizada e determina a percepção da paciente quanto à qualidade da assistência, o que pode melhorar a relação entre profissional de saúde e usuária, aumentar a capacidade de resposta do serviço e influenciar a decisão pela busca de um atendimento futuro. Idealmente, todos os métodos anticoncepcionais devem estar disponíveis no local onde se atende a mulher em abortamento, dando oportunidades a ela de iniciar o uso antes de receber alta (Brasil, 2011a).

Nesse sentido, a enfermagem tem papel diferenciado no acolhimento à mulher em situação de abortamento, por estar presente no estágio inicial desse serviço de saúde, durante o procedimento obstétrico e na fase de recuperação clínica da paciente. Nos casos de abortamento por estupro, o profissional também deve atuar como facilitador do processo de tomada de decisão pela mulher, respeitando-a (Brasil, 2011a).

## Para saber mais

O conhecimento sobre as políticas públicas de atenção à saúde são fundamentais para as boas práticas dos profissionais de saúde. Por isso, indicamos a leitura aprofundada dos dois principais documentos citados neste capítulo:

BRASIL. Ministério da Saúde. Secretaria de Atenção à Saúde. Departamento de Ações Programáticas Estratégicas. **Política Nacional de Atenção Integral à Saúde da Mulher**: princípios e diretrizes. Brasília: Editora do Ministério da Saúde, 2011. (Série C. Projetos, Programas e Relatórios). Disponível em: <https://bvsms.saude.gov.br/bvs/publicacoes/politica_nacional_mulher_principios_diretrizes.pdf>. Acesso em: 15 jul. 2024.

BRASIL. Ministério da Saúde. Instituto Sírio-Libanês de Ensino e Pesquisa. **Protocolos da atenção básica**: saúde das mulheres. Brasília: Ministério da Saúde, 2016. Disponível em: <http://bvsms.saude.gov.br/bvs/publicacoes/protocolos_atencao_basica_saude_mulheres.pdf>. Acesso em: 15 jul. 2024.

## Síntese

Neste capítulo, tratamos do desenvolvimento da Política Nacional de Atenção Integral à Saúde da Mulher no Brasil e sua importância para a gestão em saúde nos âmbitos estadual e municipal. Com base em dados epidemiológicos da Organização Mundial da Saúde (OMS) no contexto da mortalidade materna no mundo, bem como a situação da violência contra a mulher, abordamos temas como abortamento e climatério. Discorremos também sobre os métodos contraceptivos, sua segurança e os direitos sexuais e reprodutivos na atualidade.

## Questões para revisão

1. Descreva a importância da elaboração de uma política pública para a saúde da mulher.

2. Qual a relevância da ficha de notificação/investigação individual de violência doméstica, sexual e/ou outras violências interpessoais na Saúde Pública?

3. As características a seguir determinam o período do climatério, **exceto**:
   a) diminuição da função ovariana.
   b) alterações no ciclo menstrual.
   c) alterações no metabolismo.
   d) sintomas vasomotores, como ondas de calor.
   e) sintomas motores, como falta de equilíbrio.

4. Assinale a alternativa que indica a primeira causa de mortalidade materna no mundo:
   a) Infecção puerperal.
   b) Hemorragia pós-parto.
   c) Cesariana.
   d) Hipertensão arterial.
   e) Depressão pós-parto

5. Assinale a alternativa que indica o método contraceptivo considerado mais eficaz:
   a) DIU de cobre.
   b) Minipílula.
   c) Anel vaginal.
   d) Espermicida.
   e) Coito interrompido.

## Questão para reflexão

1. Considere a situação hipotética a seguir.

> Uma mulher de 25 anos procura o serviço de saúde com sangramento abundante há dois dias, cólicas e diz não saber a data da última menstruação. O enfermeiro faz o acolhimento, verifica os sinais vitais, a PA, que está em 80 × 60, e a temperatura corporal, que está 38,5 °C. Ele chama o médico de plantão, quem, após exame físico e ginecológico, suspeita de abortamento. Ele, então, solicita internamento, exames de sangue de rotina, ultrassonografia de emergência e início de infusões parenterais, terapia medicamentosa com antibiótico e analgésico. Após a realização da ecografia, o diagnóstico é de abortamento incompleto e infecção uterina.

> A paciente é preparada para o esvaziamento uterino e encaminhada ao centro cirúrgico.

Considerando o exposto, quais cuidados de enfermagem devem ser despendidos em todas as etapas, desde a chegada da mulher ao serviço de saúde até seu retorno após o procedimento?

## Capítulo 2
# Enfermagem em ginecologia

Cibele Domingues Prado da Luz

## Conteúdos do capítulo:

- Anatomia: mamas e sistema reprodutor.
- Infecções e inflamações vaginais.
- Câncer de mama e de colo de útero.

## Após o estudo deste capítulo, você será capaz de:

1. realizar exame físico da anatomia normal do corpo da mulher;
2. identificar anormalidades no exame físico do aparelho reprodutor, bem como sinais e sintomas de infeções genitais;
3. entender as políticas públicas no rastreamento do câncer de mama e de colo de útero.

A atenção à saúde das mulheres nas diferentes fases da vida, seus aspectos fisiológicos e patológicos nas questões ginecológicas são temáticas importantes na promoção da saúde feminina. A porta de entrada das mulheres para a realização desse cuidado ocorre na atenção básica. Compreender e incorporar a atenção à saúde das mulheres às questões ginecológicas nas práticas de enfermagem melhora a qualidade de vida em cada fase, evita doenças e beneficia o planejamento reprodutivo saudável.

## 2.1 Fases do ciclo reprodutivo da mulher

Segundo descrevem Calandra e Gurucharri (1991), as definições para os ciclos reprodutivos da mulher são:

- **Puberdade**: período de maturação biológica que, por meio das modificações hormonais, culmina no aparecimento de caracteres sexuais secundários, na aceleração da velocidade de crescimento e, por fim, na aquisição de capacidade reprodutiva da vida adulta.
- **Menacme**: fase que vai desde a menarca (primeira menstruação) até a menopausa (última menstruação). Durante essa fase, a mulher é capaz de procriar.
- **Climatério**: fase de transição do estágio reprodutor para o não reprodutor, habitualmente entre 40 e 65 anos.
- **Senilidade**: fase não reprodutiva da vida da mulher, com diminuição significativa dos hormônios sexuais.

Como vemos, a fase mais longa da vida reprodutiva da mulher está relacionada ao ciclo menstrual. De acordo com Fraser et al. (2011), os fatores associados aos ciclos menstruais são volume de sangue, duração e regularidade do ciclo e dias de fluxo.

Com relação ao volume de sangue, a definição clínica é subjetiva para o que é considerado normal, o consenso é de que um volume normal não interfere na qualidade de vida da mulher, sem prejuízos físicos, psíquicos ou sociais para ela.

Comumente, a duração dos ciclos é de 24 a 28 dias, considerando como primeiro dia do ciclo aquele em que o fluxo se inicia e o último dia do ciclo aquele imediatamente anterior ao início do fluxo. Ciclos entre 25 e 35 dias são ovulatórios; ciclos mais curtos podem ocorrer por diminuição da fase folicular, principalmente com o avanço da idade, ou por inadequação da fase lútea. Ciclos mais longos, geralmente, são anovulatórios.

A regularidade do ciclo diz respeito à variação em dias entre os ciclos mais longos e o mais curto. Segundo Fraser et al. (2011), os fluxos costumam ser de oito dias, portanto fluxos de sete a nove dias são os mais comuns. Nos extremos do menacme (adolescência e pré-menopausa), a variação pode ser maior.

Figura 2.1 – Esquema ilustrativo do ciclo menstrual

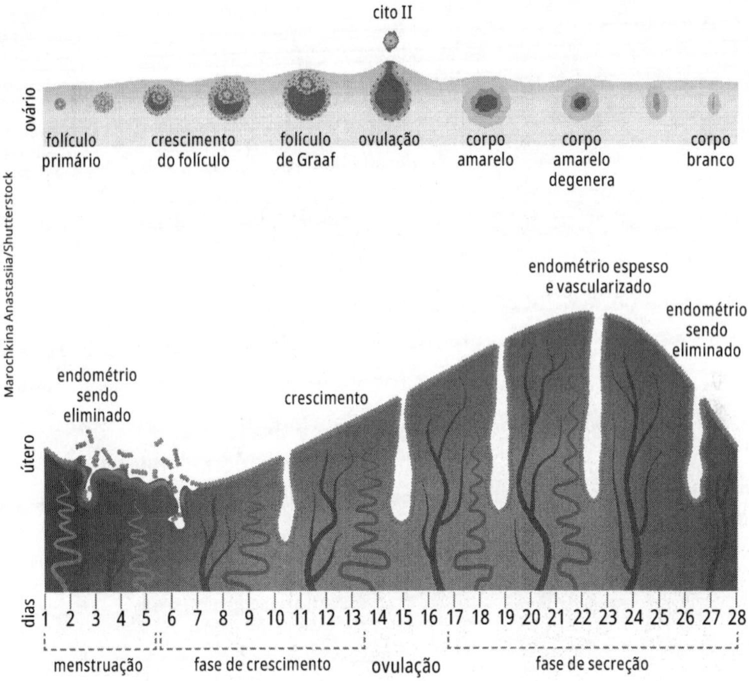

## 2.2 Anatomia e fisiologia do corpo feminino

Situado na cavidade pélvica e protegido pelos ossos do quadril, o sistema reprodutor da mulher é composto de órgãos externos e internos, sendo eles ovários, trompas uterinas, útero e vagina órgãos internos, e a vulva, toda a região externa do genital da mulher, formada por grandes e pequenos lábios, clitóris e monte pubiano. Outra parte importante do corpo feminino são as mamas.

A seguir, conferiremos um pouco sobre essas partes do corpo da mulher.

## 2.2.1 Mamas

As mamas são constituídas em sua parte interna de tecido adiposo, tecido conjuntivo, tecido glandular, vasos sanguíneos, vasos linfáticos e fibras nervosas. Sua principal função é a produção láctea para alimentação dos bebês.

Externamente, as mamas ficam posicionadas na parte superior do tórax, sobre o músculo peitoral maior, entre a segunda e asexta costelas. Ainda em sua parta externa, mais ao centro, estão a aréola e o mamilo, com formato arredondado e coloração mais escura do que a pele. Na ponta do mamilo, desembocam os ductos lactíferos e, na região areolar, estão as glândulas de Montgomery, responsáveis pela lubrificação natural do mamilo, produzindo secreções sebáceas.

As glândulas mamárias são formadas por cerca de 15 a 20 lobos, que são a porção responsável pela produção láctea da mulher grávida. Esse leite será conduzido via ductos lactíferos até os seios lactíferos, nos quais ficam estocados até que ocorra a sucção do bebê na mama e o leite seja ejetado. O que sustenta a glândula mamária é o tecido adiposo, juntamente do tecido conjunto e dos ligamentos de Cooper.

A mama inicia seu desenvolvimento na puberdade, quando ocorrem as elevações dos hormônios progesterona e estrógeno, que são produzidos nos ovários. O tamanho das mamas varia de mulher para mulher e não tem relação com a produção de leite. Em outras palavras, mamas menores não produzem menos quantidade de leite do que o bebê necessita. Durante a gestação, ocorrem processos de diferenciação celular das glândulas mamárias durante os três trimestres de gestação, também pelo aumento dos níveis de estrógeno e progesterona.

Durante a menopausa, as glândulas iniciam um processo de atrofia, trazendo maior flacidez às mamas, independentemente de as mulheres terem amamentado ou não.

## 2.2.2 Vulva e genitália interna

Parte do sistema reprodutor feminino, a vulva é um dos órgãos genitais externos da mulher que cobre e protege o meato urinário. Tem mais de um elemento e comumente é confundida com a vagina, que fica localizada mais ao fundo, dentro da vulva.

Segundo Varella (2022), as estruturas anatômicas do aparelho reprodutor feminino e suas funções incluem:

- Púbis ou monte de Vênus: é uma proeminência composta de tecido adiposo e recoberta de pelos que começam a surgir na adolescência. Serve de proteção do osso púbico.
- Grandes lábios: continuam na direção do períneo para formarem na linha média a fúrcula.
- Pequenos lábios: separam-se anteriormente para englobar o clitóris.
- Clitóris: localizado no ramo isquiopúbico. Região com terminações nervosas e estimulação sexual.
- Vestíbulo vulvar: espaço ovoide situado internamente em relação aos pequenos lábios e estende-se do clitóris até a borda posterior do hímen.

- Hímen: membrana que oclui parcialmente o orifício vaginal.
- Meato urinário: orifício da entrada da uretra.
- Introito vaginal: abertura do canal vaginal.
- Períneo: conjunto de partes moles (músculos e aponeuroses) que fecha inferiormente a cavidade pélvica é atravessado pelo reto, posteriormente, pela vagina e pela uretra, anteriormente.
- Vagina: canal que se interpõe da vulva até o útero.
- Útero: constituído por duas partes, o colo e o corpo.
- Tubas uterinas: estruturas que conduzem os óvulos até o útero.
- Ovários: gônadas femininas que produzem os óvulos.

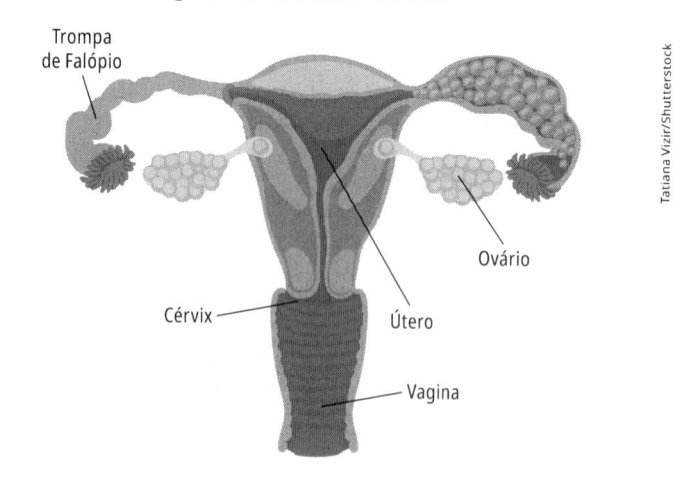

Figura 2.2 – Vulva e genitália feminina interna

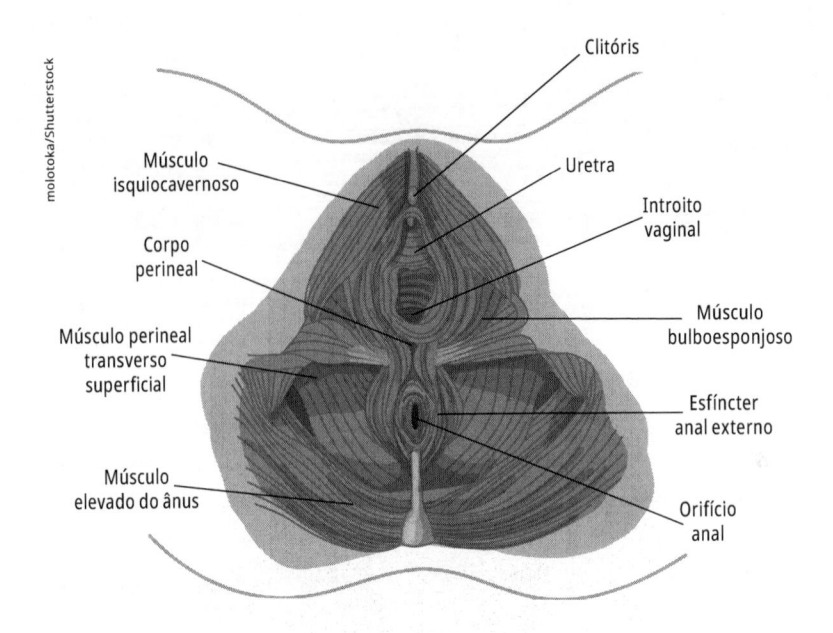

## 2.3 Principais infecções e inflamações vaginais

A microbiota vaginal normal é constituída, principalmente, por *Lactobacillus crispatus, Lactobacillus jensenii e Lactobacillus gasseri*. O ácido lático produzidos por esses bacilos mantém o pH vaginal e impede a proliferação de microrganismos causadores de infecções (Linhares et al., 2018).

As vaginoses e vaginites são reclamações recorrentes em consultas ginecológicas. Entre os principais sintomas relatados pelas pacientes estão a sensação de ardência ou de queimação, o corrimento vaginal, com aspecto, cor e quantidade variáveis, associado a prurido em algumas situações, o odor, a dor e o desconforto ao urinar. Esses sintomas variam de acordo com o agente responsável pela doença (Linhares et al., 2018).

Linhares et al. (2018) descrevem que a vaginose é uma infecção que pode ser classificada como bacteriana ou citolítica. A **vaginose bacteriana** ocorre quando há o desequilíbrio da microbiota vaginal, caracterizado pela diminuição da microbiota normal e a proliferação anormal de microrganismos anaeróbios, como *Gardnerella vaginalis, Mobiluncus sp., Prevotella sp., Porphyromonas sp. e Bacteroides sp.*; já a **vaginose citolítica** "é causada pela excessiva proliferação de *Lactobacillus*, pela redução do pH vaginal e pela citólise, levando ao aparecimento de sintomas" (Linhares et al. 2018, p. 6).

A vaginite é a inflamação da mucosa vaginal que pode ser ou não infecciosa, cujas causas variam de acordo com a idade. Os sintomas mais comuns dessa inflamação são corrimento vaginal, irritação, prurido e vermelhidão. A vaginite pode ser classificada como aeróbica, inflamatória descamativa e candidíase (Linhares et al. 2018).

A **vaginite aeróbica** "é um estado de alteração do meio vaginal caracterizado por microflora contendo bactérias aeróbicas entéricas (sendo as mais frequentes *Enterococcus faecalis, Escherichia coli, Staphylococcus aureus, Staphylococcus epidermidis, Streptococcus* do grupo B), redução ou ausência de *Lactobacillus* e processo inflamatório de diferentes intensidades" (Linhares et al., 2018, p. 7). Pouco frequente e de causa desconhecida, a **vaginite inflamatória descamativa** é uma condição "severa, de vaginite purulenta crônica. [...] em alguns casos, têm sido identificados *Streptococcus* do grupo B e *Escherichia coli*, e o processo inflamatório é intenso. Existe a hipótese de que fatores imunológicos e deficiência de estrogênios contribuam para a afecção" (Linhares et al., 2018, p. 6). Já a **candidíase** "é o processo inflamatório vaginal causado pela proliferação de fungos no meio vaginal que levem ao aparecimento de sintomas (corrimento, prurido, disúria, dispareunia). *Candida albicans* é o agente mais frequente" (Linhares et al., 2018, p. 6).

Outra inflamação bastante comum (que não atinge a vagina, mas o colo do útero) é a **cervicite**. Como descrevem Gonçalves et al. (2019, p. 101), "cervicite ou endocervicite é a inflamação da mucosa endocervical (epitélio colunar do colo uterino), geralmente, de causa infecciosa (gonocócicas e/ou não gonocócicas)". Os principais agentes etiológicos são *Chlamydia trachomatis*, causador da **clamídia**, uma infecção sexualmente transmissível (IST), na maior parte dos casos, assintomática, e *Neisseria gonorrhoeae*, causador da gonorreia; e os menos comuns são *Mycoplasma hominis* e *Ureaplasma urealiticum* (Gonçalves et al., 2019).

A tricomoníase é mais uma das ISTs que acometem as mulheres. Ela é uma infecção da vagina (e do trato genital masculino) causada por *Trichomonas vaginalis* e que pode ser assintomática em ambos os sexos.

## 2.4 Entrevista, exame físico e cuidados de enfermagem

As condutas do profissional de enfermagem em relação às queixas ginecológicas devem estar baseadas em algumas perguntas essenciais. Rodrigues et al. (2016, p. 8), em documento elaborado para a Secretaria Municipal de Saúde de Florianópolis, destacam as seguintes:

- Fluxo vaginal: quantidade, coloração, aspecto, odor, fatores desencadeantes ou associados;
- Sintomas associados: prurido, irritação vulvar, sangramento ou exacerbação do odor após relação sexual, presença de dispareunia e/ou sinusiorragia;
- Antecedentes clínicos/ginecológicos: uso de antibiótico de amplo espectro;
- Diabetes, gravidez interrogada ou confirmada;
- Abortamento ou parto recentes;
- Fatores de risco para infecção cervical: uso irregular de preservativo, múltiplas parcerias, nova parceria, parcerias com infecções sexualmente transmissíveis (ISTs);
- Período de início dos sintomas;

Ainda segundo esse protocolo, o "exame físico detalhado, incluindo o toque bimanual quando indicado, é de extrema importância para a identificação de situações que vão desde aquelas tratáveis por meio de abordagem sindrômica até quadros de maior complexidade que possam necessitar de referência ou atendimento multiprofissional" (Rodrigues et al., 2016, p. 8). Para tanto, sugere-se os seguintes procedimentos:

- Exame do abdome: sinais de peritonite, massa abdominal, dor à palpação de hipogástrio.
- Exame dos genitais externos.

- Exame especular: observar características do colo/sinais de cervicite (presença de mucopus, friabilidade, dor à mobilização do colo).
- Toque vaginal: dor à mobilização do colo (sugestivo de cervicite); dor à mobilização do útero e anexos (sugestivo de DIP ou sinais de endometrite/pelveperitonite secundária a aborto/parto).

Após a entrevista e exame físico, realizados durante a consulta de enfermagem, é importante atentar para presença de alguns **sinais de alerta** que, se presentes, deverão ser encaminhados e avaliados conjuntamente com o MFC (médico de família e comunidade) em interconsulta:

- Dor abdominal;
- Irregularidades do ciclo/sangramento vaginal anormal;
- Febre;
- Comprometimento do estado geral;
- Sinais de desidratação ou choque (hipotensão, taquicardia, taquipneia). (Rodrigues et al., 2016, p. 9, grifo do original)

No Quadro 2.1, listamos as formas de identificação da patologia e as orientações que devem ser dadas à mulher.

Quadro 2.1 – Identificação da patologia e orientações à mulher

| Causa | Como identificar/avaliar | | O que fazer | Tratamento com medicamentos |
|---|---|---|---|---|
| | Agente etiológico | Características clínicas | Orientações | |
| Vaginose citolítica | Síndrome de crescimento excessivo do *lactobacillus* ou citólise de Döderlein | Corrimento esbranquiçado e prurido de intensidades variáveis que piora no período pré-menstrual. Ardor, queimação, disúria e dispareunia podem estar associados. | Ducha vaginal com 4 xícaras de água morna e 1 a 2 colheres de sopa de bicarbonato de sódio duas vezes por semana, a cada duas semanas, principalmente no período pré-menstrual. | – |
| Candidíase | *Candida spp.* *Candida albicans* (é a mais frequente) | Secreção vaginal branca, grumosa aderida à parede vaginal e ao colo do útero; sem odor. Prurido vaginal intenso. Edema de vulva. Hiperemia de mucosa. Dispareunia de introito. | Orientar o uso de roupas íntimas de algodão para melhorar a ventilação e diminuir a umidade na região vaginal; evitar calças apertadas; retirar roupa íntima para dormir. | Encaminhar ao médico para uso de medicamento de uso tópico ou via oral. |
| Vaginose bacteriana | *Gardnerellavaginalis* *Mobiluncu ssp.* *Bacteroide ssp.* *Mycoplasma hominis* *Peptoccocus* e outros anaeróbios | Secreção vaginal acinzentada, cremosa, com odor fétido, mais acentuado após o coito e durante o período menstrual; sem sintomas inflamatórios. | – | Encaminhar ao médico para uso de medicamento de uso tópico ou via oral – não há necessidade de tratamento da parceria sexual. |

(continua)

(Quadro 2.1 – conclusão)

| Causa | Como identificar/avaliar | O que fazer |
|---|---|---|
| Tricomoníase — *Trichomonas vaginalis* | Secreção vaginal amarelo-esverdeada, bolhosa e fétida. Outros sintomas: prurido intenso, edema de vulva, dispareunia, colo com petéquias e em "framboesa". Menos frequente: disúria. | Informar sobre IST e a prevenção. Ofertar testes para HIV, sífilis, hepatite B, gonorreia e clamídia, se disponíveis; preservativos; gel lubrificante; vacina contra hepatite B; profilaxia pós-exposição sexual para o HIV, quando indicado. Convocar e tratar as parcerias sexuais. Notificação das IST, conforme a Portaria n 1.271, de 6 de junho de 2014. As demais, se considerado conveniente, notificar de acordo com a lista estabelecida nos estados/municípios. | Encaminhar ao médico para uso de medicamento via oral. A parceria sexual também deve receber tratamento. |
| Gonorreia — *Neisseria gonorrhoeae* | As cervicites são: **Assintomáticas:** em torno de 70% a 80% dos casos. Nos **sintomáticos:** queixas mais frequentes: corrimento vaginal, sangramento intermenstrual ou pós-coito, dispareunia e disúria. Achados no exame físico: sangramento ao toque da espátula ou *swab*, material mucopurulento no orifício externo do colo e dor à mobilização do colo uterino. | | |
| Clamídia — *Chlamydia trachomatis* | | | |

Nota: a coluna "Encaminhar ao médico..." aplica-se às três causas.

Fonte: Elaborado com base em Linhares et al., 2018; Gonçalves et al., 2019.

## 2.5 Câncer de mama

O câncer de mama é o que mais acomete mulheres em todo o mundo e é a maior causa de morte por câncer nos países em desenvolvimento. No Brasil, é o segundo tipo mais incidente na população feminina (Brasil, 2016).

Como aponta o Ministério da Saúde, falhas no diagnóstico célere e no tratamento oportuno dessa grave doença diminuem a sobrevida das mulheres diagnosticadas em aproximadamente cinco anos, se comparado com dados de países desenvolvidos (Brasil, 2016).

Nesse sentido, o Instituto Nacional de Câncer José Alencar Gomes da Silva (Inca, 2021, p. 8) destaca as ações de prevenção, detecção precoce e acesso ao tratamento:

> A detecção precoce do câncer constitui-se de duas estratégias. A primeira refere-se ao rastreamento, que tem por objetivo encontrar o câncer pré-clínico ou as lesões pré-cancerígenas, por meio de exames de rotina em uma população-alvo sem sinais e sintomas sugestivos do câncer rastreado. A segunda corresponde ao diagnóstico precoce, que busca identificar o câncer em estágio inicial em pessoas que apresentam sinais e sintomas suspeitos da doença [...].

Tal conduta objetiva o diagnóstico precoce, a fim de reduzir a morbidade e a mortalidade pela doença (Brasil, 2016).

No Brasil, o rastreamento de câncer de mama é feito pela mamografia, que deve ocorrer a cada dois anos para mulheres entre 50 e 69 anos, uma vez que

O autoexame das mamas, que foi muito estimulado no passado, não provou ser benéfico para a detecção precoce de tumores por trazer falsa segurança, dúvida e excesso de exames invasivos. Portanto, não deve ser orientado para o reconhecimento de lesões embora possa ser recomendado para que a mulher tenha conhecimento de seu próprio corpo, devendo o profissional de saúde valorizar as queixas e percepções da paciente. O exame clínico das mamas não tem benefício bem estabelecido como rastreamento, devendo ser realizado no caso de queixas mamárias, como parte inicial da investigação. (Brasil, 2016, p. 187)

A prioridade da atenção básica são as ações de prevenção e detecção precoce em relação ao câncer de mama, preconizando a promoção da saúde, com o controle dos fatores de risco (idade, menarca precoce, menopausa tardia, primeira gravidez após os 30 anos, nuliparidade, exposição à radiação, terapia de reposição hormonal, obesidade, ingestão regular de álcool, sedentarismo e história familiar) (Brasil, 2016).

## 2.6 Câncer de colo de útero

O câncer de colo uterino é o mais comum entre as mulheres no Brasil, e a grande maioria dos casos está relacionada à infecção pelo papilomavírus humano (HPV) (Brasil, 2016). Contudo, se o diagnóstico ocorrer precocemente, há grande possibilidade de tratamento e cura.

A coleta do exame citopatológico para rastreamento e detecção de alterações celulares sugestivas de câncer deve ocorrer em mulheres na faixa etária entre 25 e 64 anos. Esse rastreamento reduz a incidência e a mortalidade por câncer de colo uterino (Brasil, 2016).

Confira o Quadro 2.2, a seguir, que traz as recomendações de realização do exame citopatológico de rastreamento do câncer de colo do útero e seus precursores em relação ao público-alvo.

Quadro 2.2 – Recomendações para rastreamento de câncer de colo do útero e seus precursores em relação ao público-alvo

| Situação | O que fazer |
|---|---|
| Sem histórico de atividade sexual | Não há indicação para rastreamento do câncer de colo do útero e seus precursores nesse grupo de mulheres. |
| Gestantes | Seguir as recomendações de periodicidade e faixa etária como para as demais mulheres.<br>♦ Há recomendações conflitantes quanto à coleta de material endocervical em grávidas. Apesar de não haver evidências de que a coleta de espécime endocervical aumente o risco sobre a gestação quando utilizada uma técnica adequada, outras fontes recomendam evitá-la devido ao risco em potencial.<br>♦ Recomenda-se análise caso a caso, pesando riscos e benefícios da ação. Gestantes aderentes ao programa de rastreamento com últimos exames normais podem ser acompanhadas de forma segura sem a coleta endocervical durante a gravidez. Por outro lado, para mulheres com vínculo frágil ao serviço e/ou não aderentes ao programa de rastreamento, o momento da gestação se mostra como valiosa oportunidade para a coleta do exame, devendo, portanto, ser completa. |
| Climatério e pós-menopausa | Devem ser rastreadas de acordo com as orientações para as demais mulheres.<br>Na eventualidade de o laudo do exame citopatológico mencionar dificuldade diagnóstica decorrente de atrofia, realizar estrogenização*. |

(continua)

(Quadro 2.2 – conclusão)

| Situação | O que fazer |
|---|---|
| Histerectomizadas | Em caso de histerectomia subtotal (com permanência do colo do útero), deve seguir rotina de rastreamento.<br>Em caso de histerectomia total: não se faz mais rastreamento, pois a possibilidade de encontrar lesão é desprezível.<br>**Exceção**: se a histerectomia foi realizada como tratamento de câncer de colo do útero ou lesão precursora (ou foram diagnosticados na peça cirúrgica), seguir o protocolo de controle de acordo com o caso (**lesão precursora** – controles cito/colposcópicos semestrais até dois exames consecutivos normais; **câncer invasor** – controle por cinco anos (trimestral nos primeiros dois anos e semestral nos três anos seguintes); se controle normal, citologia de rastreio anual.<br>Na requisição do exame, informar sempre a lesão tratada (indicação da histerectomia). |
| Imunossuprimidas | **É parte deste grupo:** mulheres infectadas pelo vírus HIV, imunossuprimidas por transplante de órgãos sólidos, em tratamentos de câncer e em uso crônico de corticosteroides.<br>O exame citopatológico deve ser realizado após o início da atividade sexual, com intervalos semestrais no primeiro ano e, se normais, manter seguimento anual enquanto se mantiver o fator de imunossupressão.<br>Em mulheres HIV positivas com CD4 abaixo de 200 células/mm$^3$, deve ser priorizada a correção dos níveis de CD4 e, enquanto isso, deve ter o rastreamento citológico a cada seis meses. Considerando a maior frequência de lesões multicêntricas, é recomendado cuidadoso exame da vulva (incluindo região perianal) e da vagina. |

\* Pela administração de Estriol 0,1% creme vaginal, de preferência à noite, durante 21 dias, com pausa de 5 a 7 dias para realização da coleta. Embora a absorção sistêmica do estrogênio tópico seja mínima, não prescreva para mulheres com história de carcinoma de mama.

Fonte: Brasil, 2016, p. 180.

O Ministério da Saúde orienta atenção às mulheres que buscam o serviço de saúde para realização da citologia oncótica em função de corrimentos e cuja avaliação de corrimentos vaginais não demande a coleta de colpocitológico, pois a queixa deve ser investigada no momento do exame e tratada quando necessário (Brasil, 2016). Não devemos descartar, portanto, a oportunidade de coletar material se a busca da mulher pelo atendimento foi motivada pelo corrimento. Em alguns casos, como na suspeita de tricomoníase, a recomendação é tratar a mulher e reagendar a coleta do material cervical em três meses, pelo risco de prejuízo da amostra (Brasil, 2016).

Como vemos, na atenção ginecológica nas diferentes fases de vida das mulheres, devemos abordar os processos fisiológicos e patológicos a fim de refletirmos sobre nossa prática e desenvolvermos um olhar criterioso, não medicalizante, com a atenção não apenas às questões fisiológicas das mulheres, mas também à identificação e ao tratamento dos processos patológicos.

As práticas e abordagens diferenciadas em cada fase da vida da mulher, a promoção da saúde e a prevenção de doenças como o câncer fazem parte, portanto, do processo de trabalho da equipe de saúde, de modo a ampliar a qualidade de vida dessa população.

## Para saber mais

A fim de conhecer melhor sobre o ciclo menstrual e a potência do corpo feminino para além do gerar filhos, Miranda Gray resgata a sabedoria ancestral nesta obra:

GRAY, M. **Lua vermelha**: as energias criativas do ciclo menstrual como fonte de empoderamento sexual, espiritual e emocional. Tradução de Larissa Lamas Pucci. São Paulo: Pensamento, 2017.

Nesta produção, Miranda Gray ressalta o conhecimento das fases do ciclo menstrual que não foram explorados ainda pelas mulheres. Com esse conhecimento, as mulheres poderão explorar melhor o processo criativo, a produção de trabalhos e as vivências pessoais ao longo do mês.

GRAY, M. **A mulher realizada**: como otimizar o seu ciclo menstrual para alcançar sucesso e plenitude em todas as áreas da sua vida. Tradução de Nátaly Argozino Amaral. São Paulo: Pensamento, 2021.

Série pequena, com apenas dois episódios, que retrata a vida das mulheres no período bíblico do Velho Testamento. Traz um olhar feminino para os acontecimentos até então retratados por autores masculinos.

A TENDA vermelha. Direção: Roger Young. EUA: Lifetime, 2014. Minissérie.

## Síntese

O aparelho reprodutor feminino desempenha papéis cruciais na fertilidade, na reprodução e na saúde sexual e reprodutiva das mulheres. Assim, neste capítulo, tratamos do funcionamento e da anatomia desses órgãos, conhecimento essencial para profissionais que atuam no cuidado à saúde e ao bem-estar das mulheres ao longo de suas vidas.

Também vimos que os cuidados de enfermagem têm papel essencial no manejo das infecções vaginais, garantindo uma abordagem abrangente, que inclui avaliação, diagnóstico, tratamento, educação, apoio emocional e prevenção de complicações. O papel dos enfermeiros, nesse sentido, é fundamental para promover o conforto, a recuperação e o bem-estar das mulheres afetadas por essas condições.

Verificamos, ainda, que o câncer de mama e o câncer de colo de útero são as duas principais causas de mortalidade por câncer entre as mulheres em todo o mundo, e que tanto um quanto o outro são condições graves que requerem vigilância e cuidados adequados. A detecção precoce, o acesso aos serviços de saúde e a prevenção são fundamentais para melhorar os resultados e reduzir o impacto desses cânceres na vida das mulheres.

## Questões para revisão

1. Qual a função principal do útero no sistema reprodutor feminino?
   a) Produção de óvulos.
   b) Transporte de óvulos dos ovários para as tubas uterinas.
   c) Implantação e desenvolvimento do embrião durante a gravidez.
   d) Eliminação de óvulo não fertilizado durante a menstruação.
   e) Liberação do óvulo para fecundação.

2. Quais são os principais componentes anatômicos das mamas femininas e suas respectivas funções?

3. Quais são alguns dos sintomas mais comuns de infecção vaginal em mulheres?

4. Qual das opções a seguir é considerada um dos principais fatores de risco para o desenvolvimento de câncer de mama?
   a) Exposição frequente ao sol.
   b) Consumo regular de vegetais verdes.
   c) Histórico familiar de câncer de mama.
   d) Prática regular de atividade física moderada.
   e) Uso de sutiãs apertados.

5. Quais dos seguintes fatores de risco estão associados ao câncer de útero?
   a) Consumo regular de frutas e vegetais.
   b) Uso de contraceptivos hormonais.
   c) Tabagismo.
   d) Prática regular de exercícios físico.
   e) Ingestão de gordura em excesso.

## Questão para reflexão

1. Elabore um plano de cuidados de enfermagem para o tratamento de candidíase vaginal, com o diagnóstico de enfermagem de infecção fúngica.

**Capítulo 3**
# Assistência de enfermagem no ciclo gravídico

Karen Estevam Rangel

## Conteúdos do capítulo:

- Protocolos de assistência ao pré-natal no Brasil.
- Exame físico da gestante de risco habitual.
- Estratificação de risco gestacional.

## Após o estudo deste capítulo, você será capaz de:

1. diagnosticar a gestação e a idade gestacional no momento das consultas;
2. proceder ao exame físico na gestante e a escuta fetal;
3. solicitar os exames necessários em cada trimestre da gestação;
4. orientar corretamente a gestante e seus acompanhantes.

Durante o pré-natal, o enfermeiro tem potencial para desenvolver seu trabalho centrado no cuidado à gestante, fortalecendo o vínculo afetivo por meio da escuta ativa, do acolhimento, do respeito e da empatia (Paes et al., 2022).

As assistências devem estar baseadas nos princípios e nas diretrizes do Sistema Único de Saúde (SUS) e nos protocolos e fluxos lançados pelo Ministério da Saúde e pelas secretarias de saúde estaduais e municipais.

## 3.1 Importância dos cuidados pré-natais

Por muito tempo, assuntos relacionados a mortes maternas e neonatais estão em pauta, e a criação de conselhos de saúde, a atualização de protocolos obstétricos, a melhoria nos locais de assistência ao parto, o controle de doenças endêmicas e o acesso ao pré-natal são importantes ações adotadas pelas políticas de saúde para controle e diminuição das taxas de mortalidade (Costa et al., 2022).

Para combater as altas taxas de mortalidade materna e neonatal no Brasil, nos anos 2000, o Ministério da Saúde lançou o Programa de Humanização no Pré-Natal e Nascimento (PHPN), a fim de assegurar acesso e qualidade ao pré-natal, ao parto, ao pós-parto, à puérpera e ao neonato (Santos, 2018).

Lançado em 2006 como um dos principais componentes do Pacto pela Saúde, o Pacto pela Vida está diretamente relacionado aos cuidados com a saúde da mulher. Por meio de gestores das três esferas do SUS, criam-se estratégias para cumprir também os Objetivos de Desenvolvimento do Milênio (ODM), e um deles é a diminuição da mortalidade materna e infantil (Santos, 2018).

Desde então, políticas e programas brasileiros foram lançados para atender melhor as mulheres e seus filhos.

Mas por que cuidar da saúde da mulher, principalmente na gestação? Ora, lembremos que, desde que o mundo é mundo, nós, humanos, nascemos por meio de mulheres, chegamos a este lado através de uma gestação e do nascimento, portanto, fica entendido que uma gestação saudável possivelmente gerará um novo ser humano também saudável, com menos riscos de complicações posteriores, como hipertensão, diabetes, obesidade etc., principalmente se mantivermos a vigilância em saúde até a primeira infância.

Assim, o acesso ao pré-natal de maneira regular e efetiva possibilita à gestante o desenvolvimento saudável de sua gestação e minimiza os riscos no momento do parto. As consultas de pré-natal são terrenos férteis para a abordagem de aspectos físicos, emocionais, sociais e culturais, além de atividades educativas e preventivas (Esteves et al., 2022).

O acesso ao pré-natal é um importante indicador de saúde, visto que locais que têm acesso precoce a ele apresentam bons desfechos maternos e neonatais (Brasil, 2012).

Diante da importância de se manterem fluxos e protocolos assistências, em 2016, a Organização Mundial da Saúde (OMS) reforçou as recomendações sobre o acesso e a assistência ao pré-natal, as quais permeiam os cuidados na assistência até os dias atuais. Entre essas recomendações, está a importância de, no mínimo, oito consultas de pré-natal, e a primeira delas deve acontecer até a 12ª semana da gestação, seguindo, assim, duas consultas no segundo trimestre de gestação e, pelo menos, cinco consultas no terceiro trimestre (WHO, 2018).

As consultas feitas durante o pré-natal compreendem assistir o binômio mãe e bebê desde os aspectos emocionais até as alterações fisiológicas que acometem a gestante durante todo o processo gestacional, possibilitando ao profissional diagnosticar alterações no percurso e intervir em tempo oportuno, de modo a contribuir para uma assistência mais eficaz, segura e com maior satisfação da gestante diante de sua experiência gravídica e de parturição, que poderá se refletir até no puerpério (Esteves et al., 2022).

Entre as principais causas de complicações maternas e fetais estão a hipertensão gestacional, as infecções não tratadas e o crescimento fetal insatisfatório. A OMS reforça que a maioria das situações poderia ser evitada por meio do acesso ao pré-natal de qualidade, identificando tais situações de maneira precoce, ainda no período gestacional, para prevenir complicações futuras (WHO, 2018).

Embora o número de consultas seja importante, a qualidade na assistência é necessária e essencial, uma vez que os grandes pilares da assistência à saúde no Brasil são universalidade, integridade e equidade. A assistência, portanto, deve ser respeitosa, com escuta ativa e centrada na pessoa, garantindo a ela acesso a exames e prática clínica de qualidade (Esteves et al., 2022).

Nos atendimentos de consultas de pré-natal, o profissional pode orientar ações de educação e promoção e prevenção em saúde, bem como sobre o processo de parturição e os cuidados no pós-parto e na puericultura.

## 3.2 Diagnóstico da gravidez

A gestação pode ser diagnosticada por meio do teste imunológico de gravidez (TIG), após queixa de atraso menstrual de 15 dias. Esse exame verifica a dosagem de gonadotrofina coriônica humana (βHCG).

> O ßHCG pode ser detectado no sangue periférico da mulher grávida entre 8 a 11 dias após a concepção. Os níveis plasmáticos aumentam rapidamente até atingir um pico entre 60 e 90 dias de gravidez. A maioria dos testes tem sensibilidade para detecção de gravidez entre 25 a 30 mUI/ml. Resultados falsos positivos ocorrem na faixa entre 2 a 25 mUI/ml. Do ponto de vista prático, níveis menores que 5 mUI/ml são considerados negativos e acima de 25 mUI/ml são considerados positivos.
> (Brasil, 2012, p. 53)

Se a queixa de atraso menstrual for maior do que 12 semanas, é possível diagnosticar a gestação mediante exame físico feito pelo profissional de saúde e pela ausculta dos batimentos cardíacos fetais (BCF) com o *doppler* fetal.

Como já apontamos, o maior sucesso da gestação está bastante relacionado ao diagnóstico precoce da gravidez, uma vez que o diagnóstico positivo possibilita o acesso a exames e cuidados em tempo oportuno.

### 3.2.1 Diagnóstico clínico

Ao fazermos o exame físico na mulher que relata atraso menstrual, podemos diagnosticar a gravidez por sinais e sintomas que chamamos de *sinais de presunção, sinais de probabilidade* ou *sinais de certeza* (Mattar et al., 2022).

No Quadro 3.1, a seguir, descrevemos os sinais e os sintomas de gravidez.

Quadro 3.1 – Sinais e sintomas para diagnóstico gestacional

| Sinais de presunção | Sinais de probabilidade | Sinais de certeza |
|---|---|---|
| • Amenorreia;<br>• Manifestação clínica como: náuseas, vômito, salivação em excesso, mudança de apetite, aumento da micção e sonolência;<br>• Aumento do volume mamário;<br>• Hipersensibilidade no mamilo;<br>• Tubérculos de Montgomery;<br>• Saída de colostro no mamilo;<br>• Vulva com coloração mais escurecida;<br>• Colo uterino e vagina com coloração cianótica;<br>• Aumento do volume abdominal. | • Amolecimento e aumento de volume do colo uterino;<br>• Aumento da vascularização vaginal;<br>• βHCG positivo. | • A partir de 12 semanas de gestação, possível detecção dos batimentos cardíacos fetais com auxílio do sonar;<br>• A partir de 18/20 semanas, percepção dos movimentos fetais;<br>• Ultrassonografia. |

Fonte: Elaborado com base em Mattar et al., 2022.

## 3.2.2 Cálculo da idade gestacional

Para o cálculo da idade gestacional, levamos em consideração a data da última menstruação (DUM) utilizando o primeiro dia que se iniciou o sangramento. Para confiabilidade do método, é necessário que a mulher conheça e tenha certeza sobre seu ciclo menstrual, apresente um ciclo regular e sem métodos contraceptivos hormonais.

Alguns autores, no entanto, questionam a confiabilidade do cálculo da idade gestacional baseada na DUM por se tratar de um método que depende de muitas variáveis, como duração do ciclo menstrual, sangramento da nidação, memória da gestante etc. (Henriques et al., 2019).

De acordo com Bonilha et al. (2023), a ecografia obstétrica feita ainda no primeiro trimestre é o melhor método para estimar a idade gestacional, porém também sob questionamentos, visto que necessita de uma busca ativa precoce da gestante para o pré-natal e, em muitos países em desenvolvimento, esse exame é de alto custo.

Diante desse contexto, a OMS mantém a orientação de se utilizar a data da última menstruação como base para o cálculo da idade gestacional, em razão de seu baixo custo e do acesso imediato logo na primeira consulta (Henriques et al., 2019).

Segundo o Ministério da Saúde, uma das técnicas para calcularmos a idade gestacional no momento da consulta de pré-natal é utilizar o calendário: somamos os dias que seguiram desde a DUM até a data da consulta, dividimos o resultado por sete e conseguimos o resultado em semanas (Brasil, 2012). Vejamos um exemplo:

> DUM: 5 de dezembro de 2021. Data da consulta de pré-natal: 8 de fevereiro de 2022.
>
> Para o mês de dezembro, consideraremos 26 dias (31 dias que compõem o mês menos 5 dias, visto que a DUM foi dia 5 de dezembro).
>
> Para o mês de janeiro, consideraremos os 31 dias.

Para o mês de fevereiro, consideraremos apenas 8 dias, visto que a consulta ocorreu no dia 8 desse mês.

O cálculo, portanto, é composto de: 26 + 31 + 8 = 65 dias. Dividiremos os 65 dias por 7. Assim 65 : 7 = 9 semanas e 2 dias. O número 9 é o quociente da divisão e o número 2 representa o resto dessa divisão.

Vejamos mais um exemplo:

DUM: 23 de abril de 2022. Data da consulta de pré-natal: 28 de agosto de 2022.

Consideraremos os 7 dias restantes do mês de abril, os 31 dias do mês de maio, 30 dias do mês de junho, 31 dias do mês de julho e 28 dias do mês de agosto. Temos, portanto, 7 + 31 + 30 + 31 + 28 = 127 dias. Dividiremos 127 por 7 e o resultado é 18 semanas e 1 dia. O número 18 é o quociente dessa divisão e o número 1 representa o resto.

Podemos utilizar também o gestograma, disco no qual apontamos a seta sobre o dia e o mês da DUM e observamos o número de semanas indicados no dia e no mês da consulta atual (Jimenez; Pchebilski, 2018).

Figura 3.1 – Reprodução do gestograma

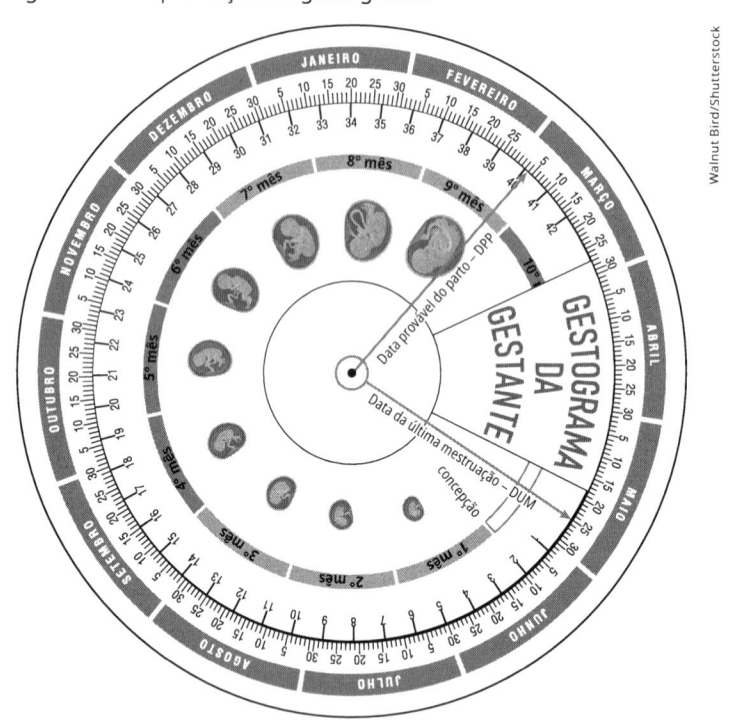

Para situações em que a mulher não sabe ao certo a data da última menstruação, podemos considerar as mudanças físicas que acontecem no decorrer da gestação. Um bom parâmetro é a aferição da altura uterina porque, além de informar possíveis alterações fetais (sobre as quais trataremos mais à frente), pode ser correlacionada à idade gestacional. A partir de oito semanas de gestação, o útero está medindo o dobro de seu tamanho inicial; com 12 semanas, já é possível palpar o útero na sínfise púbica; com 16 semanas, o útero é palpável entre a sínfise púbica e a cicatriz umbilical; e, a partir da 20ª semana, o fundo do útero localiza-se na cicatriz umbilical (Jimenez; Pchebilski, 2018).

Boa parte das mulheres brasileiras desconhece seu ciclo menstrual, tanto por preconceito, mitos ou tabus quanto pela falta de acesso a informações em razão da vulnerabilidade social (UNFPA; Unicef, 2021).

Vemos, portanto, que, além de a ecografia ser bastante importante para a estimativa da idade gestacional, sua realização de maneira precoce, ideal até 13 semanas e 6 dias, é essencial para a estimativa adequada da data provável do parto (Mattar, 2022).

## 3.2.3 Cálculo da data provável do parto

De acordo com Mattar (2022), se utilizarmos o calendário, calculamos a data provável do parto considerando 280 dias de gestação, em média de 40 semanas a partir da DUM.

Se usarmos o disco gestacional (gestograma), apontamos a seta sobre o dia e o mês da DUM e observamos que a seta oposta indicará dia e mês da data provável do parto (Jimenez; Pchebilski, 2018).

O método mais comum e utilizado é o cálculo pela Regra de Nägele, que consiste em somar sete dias ao primeiro dia da última menstruação e subtrair três meses ao mês em que ocorreu a última menstruação, mas vale destacar que, nos casos dos meses de janeiro a março, devemos adicionar nove meses em vez de subtrair três (Mattar, 2022).

Nos casos em que o número de dias for maior do que o número de dias do mês encontrado, transferimos os dias excedentes para o próximo mês. Vejamos alguns exemplos:

> DUM: 13 / 09 / 2023
> +7 / –3
> DPP: 20 / 06 / 2024
>
> DUM: 10 / 02 / 2023
> +7 / +9
> DPP: 17 / 11 / 2023
>
> DUM: 27 / 01 / 2023
> +7 / +9
> DPP: 34 / 10 / 2023
> (nesse caso, 03/11/2023).

Atualmente, podemos contar com o auxílio da tecnologia para calcularmos a idade gestacional e a data provável do parto, inclusive aplicativos de *smartphones* foram desenvolvidos para facilitar esses cálculos. Porém, vale destacar que concursos públicos e processos seletivos não permitem o uso dessas ferramentas.

## 3.3 Consulta de pré-natal e exame físico na gestante

Segundo Esteves et al. (2022), o momento da consulta de pré-natal possibilitará conhecer os hábitos da gestante e orientar sobre higiene, alimentação, vícios, medicações, aspectos emocionais, além de prepará-las para o momento do parto e do pós-parto. Um acompanhamento eficaz de pré-natal também consiste em adequada avaliação física, solicitação de exames e escuta ativa.

Boa parte dos protocolos utilizados no Brasil, como o *Manual de assistência pré-natal*, publicado pela Febrasgo (Peixoto, 2014), o *Caderno de atenção ao pré-natal de baixo risco*, lançado pelo Ministério da Saúde (Brasil, 2012), a *Rede Mãe Curitibana Vale a Vida* (Jimenez; Pchebilski, 2018), o *Protocolo de Enfermagem na Atenção Primária à Saúde: saúde da mulher,* lançado pelo Conselho

Regional de Enfermagem de Mato Grosso do Sul (Mato Grosso do Sul, 2020), e o livro de José Rezende Filho, *Obstetrícia*, que já está em sua 14ª edição (Rezende Filho, 2022), listam as atividades básicas que devem ser desenvolvidas durante as consultas de pré-natal.

As consultas devem compreender desde as solicitações de exames até o exame físico, que deve conter a verificação dos sinais vitais (SSVV), a avaliação de peso e a altura para cálculo do índice de massa corporal (IMC), a avaliação das mamas, a aferição da altura uterina, a ausculta dos batimentos cardíacos fetais (quando se tornarem audíveis pelo sonar), a presença de movimentação fetal, a verificação da presença de edema e exame ginecológico e a coleta do material para colpocitologia, quando necessário (Mato Grosso do Sul, 2020)

A frequência das consultas deve ser mensal até a 32ª semana, quinzenal até a 36ª semana e semanal até o parto (Esteves, 2022).

Com relação ao ganho de peso durante a gestação, o Ministério da Saúde ressalta que, de modo geral, as mulheres com baixo peso devem engordar, em média, 12,5 kg a 18 kg; as que iniciam a gestação com peso adequado devem engordar entre 11,5 kg e 16 kg; o ideal para as que iniciam com sobrepeso é engordar entre 7 kg e 11,5 kg; e as que iniciam com obesidade devem engordar entre 5 kg e 9 kg (Brasil, 2012).

Devemos lembrar que o ganho de peso em excesso pode levar a complicações maternas e fetais. Assim, para evitar esse risco, o acompanhamento nutricional e a prática de exercícios físicos podem ser grandes aliados para uma gestação saudável (Brasil, 2022a).

Outro ponto essencial do atendimento é a anotação de todos os dados na carteirinha de pré-natal da gestante para o ideal acompanhamento da gestação.

Sabemos que a gestação é um evento fisiológico do corpo feminino e que, na maioria dos casos, transcorrerá sem intercorrências, porém alguns fatores de risco podem acompanhar o desenvolvimento gestacional e trazer agravos que afetam o binômio mãe e bebê no percurso da gestação, no parto e no pós-parto (Souza et al., 2022).

Uma das estratégias orientada pelo Ministério da Saúde (Brasil, 2022a) é que seja prevista, nos fluxos e protocolos, a estratificação de risco gestacional, isto é, no período do pré-natal, a gestante será classificada de acordo com a presença ou não de patologias prévias ou diagnosticadas durante a gestação, assim ela poderá ter acesso a exames e assistências de acordo com suas necessidades.

Um exemplo é a classificação de risco que acontece no Estado do Paraná, que pode ser observada no quadro a seguir.

Quadro 3.2 – Riscos gestacionais

| **RISCO HABITUAL** | | |
|---|---|---|
| Onde é atendida? (Local) | Quem atende? (Profissional) | Quem é? (Gestante) |
| Atenção Primária à Saúde (Unidade de Saúde) | Equipe APS | Gestantes com características individuais e condições sociodemográficas favoráveis, **inclusive** <br> Características individuais e socioeconômicas: <br> • Obesidade Grau I e Grau II (IMC< 40). <br> História reprodutiva anterior: <br> • Abortos precoces (até 12 semanas) em gestações anteriores (até dois abortos). <br> Condições e intercorrências, clínicas ou obstétricas, na gestação atual: <br> • Ameaça de aborto[1]; <br> • Hipotireoidismo[2]; <br> • Tabagismo (Fagerström < 8 pontos)[3]; <br> • Etilismo sem indicativo de dependência (T-ACE < 2 pontos)[4]; |

(continua)

| RISCO HABITUAL | | |
|---|---|---|
| Onde é atendida? (Local) | Quem atende? (Profissional) | Quem é? (Gestante) |
| Atenção Primária à Saúde (Unidade de Saúde) | Equipe APS | • Anemia leve (hemoglobina entre 9 e 11 g/dl);<br>• Depressão e ansiedade leve[5];<br>• Sífilis (exceto sífilis terciária OU resistente ao tratamento com penicilina benzatina OU com achados ecográficos suspeitos de sífilis congênita). |

| RISCO INTERMEDIÁRIO | | |
|---|---|---|
| Onde é atendida? (Local) | Quem atende? (Profissional) | Quem é? (Gestante) |
| Atenção Primária à Saúde (Unidade de Saúde) E Atenção Ambulatorial Especializada (Ambulatório Municipal, Regional ou Hospitalar) | Equipe APS E Equipe Multiprofissional Especializada | Gestantes que apresentam:<br>• Características individuais e condições socioeconômicas e familiares:<br>• Idade < 15 anos ou > 40 anos;<br>• Baixa escolaridade (< 3 anos de estudo);<br>• Gestantes em situação de vulnerabilidade: em situação de rua, indígenas, quilombolas ou migrantes;<br>• Gestante negra (preta ou parda);<br>• Tabagismo com dependência de tabaco elevada (Fagerström: 8 a 10 pontos)[6];<br>• Etilismo com indicativo de dependência (T-ACE: 2 pontos ou mais)[7].<br>História reprodutiva anterior:<br>• Histórico de óbito fetal (natimorto) em gestação anterior[8];<br>• Abortos tardios (entre 13 e 20 semanas) em gestações anteriores (até dois abortos);<br>• Histórico de pré-eclâmpsia grave ou eclâmpsia em gestação anterior;<br>• Cirurgia bariátrica prévia estabilizada (acima de 2 anos de pós-operatório) e sem comorbidades. |

(Quadro 3.2 – continuação)

| RISCO INTERMEDIÁRIO | | |
|---|---|---|
| Onde é atendida? (Local) | Quem atende? (Profissional) | Quem é? (Gestante) |
| Atenção Primária à Saúde (Unidade de Saúde) E Atenção Ambulatorial Especializada (Ambulatório Municipal, Regional ou Hospitalar) | Equipe APS E Equipe Multiprofissional Especializada | Condições e intercorrências, clínicas ou obstétricas, na gestação atual: <br>♦ Diabetes gestacional não insulinodependente; <br>♦ Anemia moderada (hemoglobina entre 8 e 8,9 g/dl). |

| ALTO RISCO | | |
|---|---|---|
| Onde é atendida? (Local) | Quem atende? (Profissional) | Quem é? (Gestante) |
| Atenção Primária à Saúde (Unidade de Saúde) E Atenção Ambulatorial Especializada (Ambulatório Municipal, Regional ou Hospitalar) | Equipe APS E Equipe Multiprofissional Especializada | Características individuais e condições socioeconômicas: <br>♦ Dependência de drogas ilícitas; <br>♦ Obesidade mórbida (IMC≥40). <br>Condições Clínicas prévias à gestação: <br>♦ Cardiopatias em tratamento e/ou acompanhamento; <br>♦ Cirurgia bariátrica prévia com peso não estabilizado (com menos de 2 anos de pós-operatório) e/ou com comorbidades; <br>♦ Cirurgia uterina prévia fora da gestação; <br>♦ Colelitíase com repercussão na atual gestação; <br>♦ Diabetes mellitus tipo I e tipo II; <br>♦ Doenças autoimunes (ex. lúpus eritematoso e/ou outras doenças sistêmicas graves comprometedoras da evolução gestacional); <br>♦ Doenças hematológicas: <br>▪ Doença falciforme (exceto traço falciforme); <br>▪ outras hematopatias. |

(Quadro 3.2 – continuação)

| ALTO RISCO | | |
|---|---|---|
| Onde é atendida? (Local) | Quem atende? (Profissional) | Quem é? (Gestante) |
| Atenção Primária à Saúde (Unidade de Saúde) E Atenção Ambulatorial Especializada (Ambulatório Municipal, Regional ou Hospitalar) | Equipe APS E Equipe Multiprofissional Especializada | ◆ Doenças neurológicas (epilepsia, acidente vascular encefálico, aneurisma e outras); <br> ◆ Exames de rastreamento oncológico recentes: <br> ▪ Citopatológico com lesão de alto grau e/ou mamografia com classificação BIRADS ≥4; <br> ◆ Hipertensão arterial crônica; <br> ◆ Hipertireoidismo; <br> ◆ Histórico de tromboembolismo; <br> ◆ Má-formação útero-vaginal; <br> ◆ Nefropatias em tratamento e com repercussão na atual gestação (ex. nefrolitíase com repercussão na atual gestação; <br> ◆ Neoplasias; <br> ◆ Pneumopatias descompensadas ou graves; <br> ◆ Psicose ou depressão grave[9]. <br> História reprodutiva anterior: <br> ◆ Abortos de repetição em qualquer idade gestacional (3 ou mais abortos espontâneos consecutivos); <br> ◆ Histórico de 3 ou mais cesáreas anteriores. <br> Intercorrências clínicas/obstétricas na gestação atual: <br> ◆ Anemia grave (Hemoglobina < 8); <br> ◆ Diabetes gestacional insulinodependente; <br> ◆ Doenças infectocontagiosas: <br> ▪ HIV, HTLV, toxoplasmose, rubéola, tuberculose, hanseníase, citomegalovírus, Zika vírus, vírus respiratórios (influenza, coronavírus e outros) com complicações maternas e/ou fetais, hepatites virais, sarampo, febre amarela e outras arboviroses; <br> ▪ Sífilis terciária OU resistente ao tratamento com penicilina benzatina OU com achados ecográficos suspeitos de sífilis congênita; |

(Quadro 3.2 – continuação)

(Quadro 3.2 – conclusão)

| ALTO RISCO | | |
|---|---|---|
| Onde é atendida? (Local) | Quem atende? (Profissional) | Quem é? (Gestante) |
| Atenção Primária à Saúde (Unidade de Saúde) E Atenção Ambulatorial Especializada (Ambulatório Municipal, Regional ou Hospitalar) | Equipe APS E Equipe Multiprofissional Especializada | • Doença hemolítica perinatal;<br>• Gestação gemelar;<br>• Infecção do trato urinário recorrente (3 ou mais episódios na gestação atual) OU Pielonefrite na atual gestação (1 episódio);<br>• Isoimunização Rh (TIA/ Coombs indireto positivo);<br>• Incompetência Istmo-cervical;<br>• Má-formação fetal confirmada;<br>• Macrossomia fetal (Peso fetal estimado acima do percentil 90)[10];<br>• Oligodrâmnio ou polidrâmnio;<br>• Placenta acreta/acretismo placentário;<br>• Placenta prévia (após 22 semanas);<br>• Restrição de crescimento intrauterino (peso fetal estimado abaixo do percentil 10)[11];<br>• Síndromes hipertensivas na gestação: hipertensão gestacional e pré-eclâmpsia;<br>• Trabalho de parto prematuro abaixo de 37 semanas (persistente após manejo em hospital de risco habitual ou intermediário);<br>• Tromboembolismo na gestação;<br>• Trombofilias na gestação;<br>• Senescência placentária com comprometimento fetal. |

1. Ameaça de aborto é a presença de sangramento transvaginal antes de 20 semanas de gestação, associado ou não a dores por contrações uterinas. O colo uterino deve estar fechado e o concepto vivo intraútero. Demanda avaliação na maternidade de referência.
2. Hipotireoidismo [...]. 3. Teste de Fagerström [...]. 4. Teste de T-ACE [...]. 5. Para definição dos casos leves e graves relacionados à saúde mental das gestantes pode ser utilizado o apoio diagnóstico da Atenção Ambulatorial Especializada. 6. Teste de Fagerström [...]. 7. Teste de T-ACE [...]. 8. Óbito fetal (natimorto): quando a duração da gestação for igual ou superior a 20 semanas de gestação, ou se o feto apresentar peso igual ou superior a 500g, ou estatura igual ou superior a 25 cm [...]. 9. Para definição dos casos leves e graves relacionados a saúde mental das gestantes pode ser utilizado o apoio diagnóstico da Atenção Ambulatorial Especializada. 10. Utilizar Tabela de Hadlock [...]. 11. Utilizar Tabela de Hadlock [...].

Fonte: Paraná, 2021, p. 2-5.

A classificação de risco tem como objetivo promover equidade, prever possíveis complicações e intervir, se necessário, ainda em tempo oportuno, otimizando os cuidados e o acesso a tecnologias adequadas.

A atenção primária se torna responsável pela estratificação fazendo a referência ao serviço especializado assim que necessário, ambos os serviços se tornam participantes ativos no cuidado à gestante. A estratificação deve acontecer em todo o pré-natal, sendo revisado o risco a cada consulta (Brasil, 2022a).

### 3.3.1 Palpação obstétrica e medida da altura uterina

A palpação obstétrica e a medida da altura uterina têm como objetivo identificar o crescimento, a situação e a posição fetal, além de diagnosticar anormalidades no desenvolvimento da gestação (Jimenez; Pchebilski, 2018).

O nome dado à sistematização da palpação uterina é *manobra de Leopold*, que consiste em averiguar consistência e contratilidade uterina (Pritsivelis et al., 2022). Ela é feita em quatro passos, a saber:

1. Com a gestante em decúbito dorsal, iniciamos a técnica delimitando o fundo uterino com a borda cubital das mãos e, assim, procuramos reconhecer a parte fetal que ali ocupa.
2. Continuamos deslizando as mãos do fundo uterino até o polo inferior do útero, procurando pelo dorso e as menores partes do feto, como pés e cotovelos.
3. Quando palparmos a parte do feto que ocupa o estreito superior da pelve materna, tentamos sentir sua mobilidade.
4. Em seguida, colocamos as mãos sobre as fossas ilíacas, deslizamos no sentido da pelve materna e, assim, determinamos a situação fetal (Jimenez; Pchebilski, 2018).

A situação fetal é a relação entre o maior eixo fetal (coluna) e o da mãe. Ela pode ser longitudinal, quando o maior eixo do feto coincide com o maior eixo da mãe, ou transversa, quando o maior eixo do feto estiver perpendicular ao maior eixo da mãe. Ocasionalmente, os eixos fetal e materno podem se cruzar em um ângulo de 45 graus, formando uma situação oblíqua, instável e que sempre se torna longitudinal ou transversa no momento do parto (Jimenez; Pchebilski, 2018).

Figura 3.2 – Palpação obstétrica (manobras de Leopold)

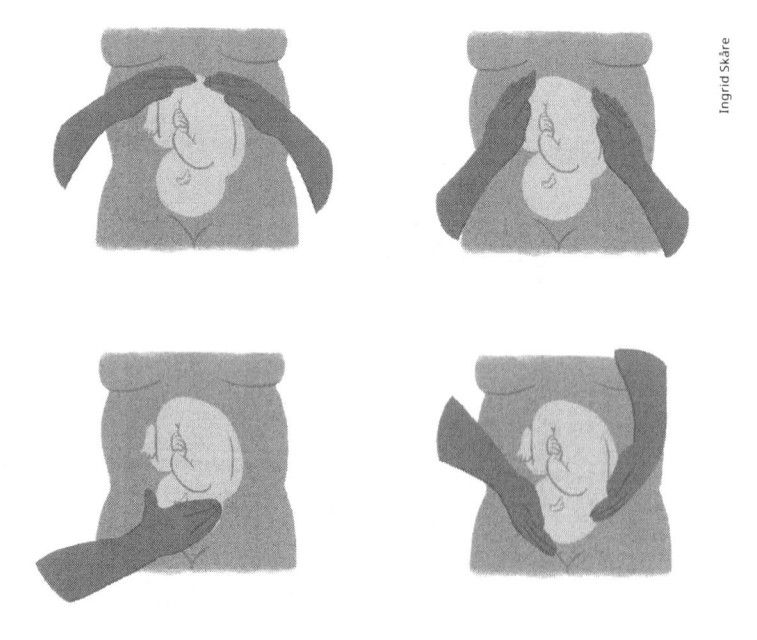

Ingrid Skåre

Fonte: Pritsivelis et al., 2022, p. 91.

Após a palpação obstétrica, devemos aferir a altura uterina, lembrando que o objetivo, nesse momento, é acompanhar o crescimento fetal e detectar alterações precoces (Jimenez; Pchebilski, 2018).

Com a gestante em decúbito dorsal, identificamos a sínfise púbica e o fundo uterino. Fixamos o macro 0 cm da fita métrica sobre a sínfise púbica, deslizamos a fita sobre o abdômen e, com a borda cubital de nossa mão, alcançamos o fundo uterino; dessa forma, teremos a medida correta (Jimenez; Pchebilski, 2018).

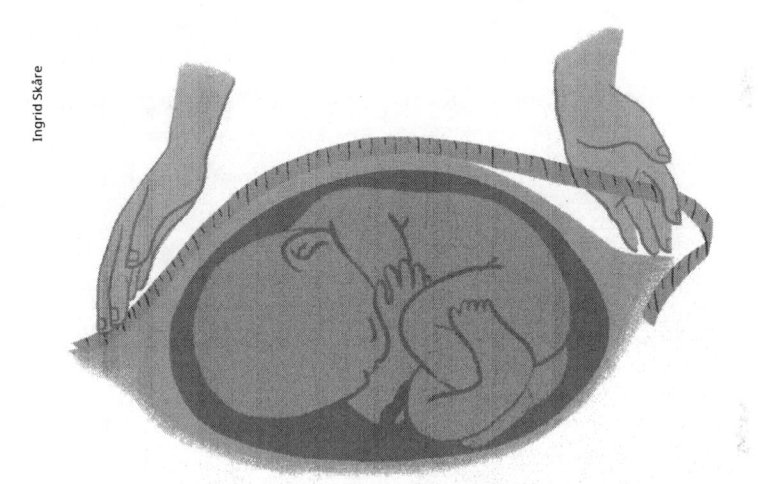

Figura 3.3 – Medida da altura uterina

## 3.3.2 Ausculta dos batimentos cardíacos fetais

O objetivo de auscultar os batimentos cardíacos do feto é constatar sua presença, seu ritmo e sua frequência. Os batimentos são considerados normais quando ocorrem entre 110 e 160 batimentos por minuto (bpm). Quando houver a presença de uma frequência abaixo de 110 bpm, precisamos nos certificar de que a ausculta não é a frequência materna (Pritsivelis et al., 2022).

Após a 12ª semana de gestação, já é possível auscultar os batimentos cardíacos do feto por meio do aparelho sonar. Com o auxílio da palpação obstétrica, localizamos o dorso fetal e posicionamos o sonar próximo a ele, onde conseguiremos auscultar de maneira mais clara a frequência cardíaca fetal. Devemos contar os batimentos por um minuto de modo extremamente atento à frequência e ao ritmo (Pritsivelis et al., 2022).

### 3.3.3 Registro dos movimentos fetais

O padrão de atividade fetal altera com o decorrer e o desenvolvimento da gestação: no início, os movimentos fetais são pouco sentidos, tornando-se mais evidente para a gestante a partir de 20 semanas; já a partir de 34 semanas, a movimentação fetal torna-se mais evidente tanto para a gestante quanto para quem a observa (Jimenez; Pchebilski, 2018).

O objetivo do registro dos movimentos é avaliar o bem-estar fetal correlacionando-o com todo o acompanhamento prestado no pré-natal, o que pode ser feito pela própria gestante. A frequência para fazer essa contagem é indicada pelo profissional de saúde e depende do risco e da semana gestacional de cada mulher.

A orientação para fazer o registro é que, em um momento do dia no qual a gestante consiga prestar mais atenção aos movimentos, previamente alimentada, com a mão sobre o abdômen, ela conte, por um período de uma hora, pelo menos, seis movimentações fetais. Caso essa quantidade seja inferior, sugere-se fazer a contagem novamente; se assim permanecer, a gestante deve procurar o atendimento adequado, conforme orientação no pré-natal (São Paulo, 2018).

## 3.3.4 Verificação de edema nas gestantes

Em geral, o edema aparece nas gestantes no terceiro trimestre de gestação, frequentemente nos membros inferiores e, por vezes, pode aparecer nas mãos. Isoladamente, pode não representar aparecimento de patologias, porém, quando ocorre de maneira súbita e acrescido de mais sinais, como alteração da pressão arterial e de exames laboratoriais, entre outros, pode servir de alerta ao profissional de saúde (Jimenez; Pchebilski, 2018).

A verificação do edema deve ser feita por meio da compressão digital acima da pele, nas regiões pré-tibial, perimaleolar e sacra; na face e em membros superiores, o edema deve ser verificado pela inspeção (São Paulo, 2018). A seguir, destacamos algumas orientações:

- A classificação ocorre de acordo com os achados. O sinal de mais (+) equivale ao grau de sinais e sintomas encontrados na avaliação; quanto mais achados, maior é o número de sinais.
- Edema apenas em tornozelos, sem hipertensão e sem aumento súbito de peso são classificados como um sinal +. Nesse momento, devemos verificar hábitos posturais da gestante, temperatura climática e momento do dia em que está sendo feita a consulta.
- Edema em membros inferiores, alteração na pressão arterial e ganho súbito de peso são classificados com dois sinais ++. Nesse caso, devemos verificar exames laboratoriais, sinais e sintomas de pré-eclâmpsia, acompanhar semanalmente a gestante e, se necessário, encaminhar para o serviço de alto risco.
- Edema generalizado, observado durante a inspeção, muitas vezes presente assim que a gestante acorda, com ou sem sinais de alteração pressórica ou aumento súbito de peso são

classificados com três sinais +++. Nesse contexto, a gestante deve ser acompanhada pelo serviço de alto risco.
- Edemas unilaterais em membros inferiores podem estar associados a patologias tromboembolísticas, de modo que a gestante deve ser encaminhada ao médico e ao serviço hospitalar (São Paulo, 2018).

## 3.3.5 Exame clínico das mamas

O exame clínico das mamas é feito por meio da inspeção e da palpação com o intuito de detectar precocemente possíveis processos patológicos (São Paulo, 2018).

Considera-se câncer de mama associado à gestação o que acomete mulheres durante os períodos gestacional, de lactação ou no primeiro ano após o parto (Pritsivelis et al., 2022).

Segundo Silva et al. (2018), estima-se que 0,05% a 0,1% das gestantes recebam o diagnóstico de câncer durante a gestação, sendo o de mama o tipo mais prevalente e encontrado de maneira mais frequente no período puerperal. Estudos demonstram também que a incidência vem aumentando a cada ano, pois as gestações estão acontecendo mais tarde na vida das mulheres (Silva et al., 2018).

A própria gestação é responsável por mudanças fisiológicas importantes no corpo da mulher, como alteração do volume e da densidade mamária, o que, ocasionalmente, dificulta o diagnóstico e o atraso no tratamento, porém não é indicada a mamografia de rastreio em razão de a densidade mamária da gestante reduzir a sensibilidade do exame, diminuindo sua eficácia (Silva et al., 2018).

Nesse contexto, o profissional de saúde, diante de algum achado clínico durante a avaliação física, como nódulo palpável e indolor, associado a náuseas e vômitos frequentes, anorexia, dor abdominal, cefaleia, letargia, dispneia, constipação etc., precisa encaminhar a gestante ao serviço especializado de saúde (Silva et al., 2018).

## 3.4 Primeiro trimestre da gestação

O primeiro trimestre compreende o período desde a fecundação até a 13ª semana de gestação. Por isso, o diagnóstico da gestação deve ser precoce, a fim de que o pré-natal seja iniciado ainda no primeiro trimestre.

Nesse período, é comum as gestantes apresentarem episódios de náuseas e vômitos, os quais podem se estender até o final da gestação em cerca de 10% dos casos (Brasil, 2022a). Sangramento vaginal, aumento da frequência urinária, sonolência, mamas doloridas e mamilos mais sensíveis também são queixas presentes no início da gestação (Esteves et al., 2022).

A cada consulta, o profissional de saúde deve fazer anamnese completa, exame físico, avaliação dos sinais vitais, mensurações antropométricas, calcular a idade gestacional e, a partir de 12 semanas, fazer a ausculta fetal por meio do sonar (*doppler* fetal), além de solicitar os exames laboratoriais e de imagem adequados para cada período gestacional (Esteves et al., 2022).

Durante a anamnese, é necessária a coleta de dados e de histórico sobre os antecedentes obstétricos, entre esses dados estão o número de gestações e as vias de nascimento anteriores, o intervalo interpartal e a evolução clínica de cada gestação, parto e pós-parto (Pritsivelis et al., 2022).

Contabilizamos como gestação apenas as confirmadas e, como paridade, o número de nascimentos após a 20ª semana gestacional. A gestação gemelar é considerada uma gestação e uma paridade. Os abortamentos devem ser contabilizados separadamente, independentemente da causa. Consideramos *nulíparas* as mulheres que não pariram nenhuma vez e *nuligestas* as que nunca gestaram (Pritsivelis et al., 2022). As mulheres que pariram mais de três vezes são chamadas de *multípara*, e as que gestaram mais de três vezes são denominadas *multigestas* (Pritsivelis et al., 2022).

No primeiro trimestre da gestação, na primeira consulta, a recomendação é, basicamente, solicitar os exames laboratoriais e uma ecografia obstétrica (Esteves et al., 2022).

A seguir, listamos os exames laboratoriais complementares que devem ser solicitados:

- Hemograma;
- Tipagem sanguínea e fator Rh;
- Coombs indireto se Rh–;
- Glicemia em jejum;
- Teste rápido de triagem para sífilis e/ou VDRL (Venereal Disease Research Laboratory – em tradução livre, estudo laboratorial de doenças venéreas);
- Teste rápido diagnóstico anti-HIV (Human Immunodeficiency Virus – em tradução livre, vírus da imunodeficiência humana);
- Anti-HIV;
- Toxoplamose IgG (imunoglobulina G) e IgM (imunoglobulina M);
- Sorologia para hepatite B (HbsAg);
- Urocultura + parcial de urina;

- Citopatológico de colo de útero, que poderá ser feito em qualquer período gestacional (Jimenez; Pchebilski, 2018).

A ecografia obstétrica feita ainda no primeiro trimestre mensura o comprimento do feto da cabeça à nádega e, assim, apresenta de modo mais preciso a idade gestacional e a data provável do parto, por isso deve ser solicitada (Paiva, 2022).

A suplementação com sulfato ferroso 40 mg/dia e com ácido fólico 0,4 mg/dia deve fazer parte de todo o período gestacional, pois previne níveis baixos de hemoglobina e má-formação do tubo neural do feto (Jimenez; Pchebilski, 2018).

Em cada consulta, é importante que o profissional de saúde lembre que educação em saúde é promoção e prevenção, portanto é seu papel orientar sobre sinais e sintomas comuns durante o período gestacional e possíveis intercorrências.

## 3.5 Segundo trimestre da gestação

O segundo trimestre compreende o período entre a 14ª e a 27ª semana de gestação. Nesse período, sintomas como náuseas e vômitos diminuem consideravelmente. Os riscos de abortamento espontâneo também ficam menos frequentes, possibilitando à gestante, então, vivenciar esse período de maneira mais tranquila (Esteves et al., 2022; Pritsivelis et al., 2022).

Nesse período, há um marco importante para o desenvolvimento fetal: seus movimentos, que acontecem desde a 8ª semana, já podem ser sentidos pela gestante (Mandarim-de-Lacerda; Rezende Filho, 2022).

O profissional de saúde deve encaminhar a gestante para consulta odontológica, visto que, nesse período, ela tem mais probabilidade de manifestar doenças bucais. As consultas com o dentista possibilitam à gestante, desse modo, ter acesso a informações sobre a promoção de sua saúde bucal e do bebê (Jimenez; Pchebilski, 2018).

Para esse período, é recomendado que a gestante faça os exames laboratoriais listados a seguir e uma ultrassonografia morfológica para avaliação de toda a estrutura fetal (Esteves et al., 2022).

- Teste de tolerância para glicose entre 24 e 28 semanas;
- Hemograma completo;
- VDRL;
- *Coombs* indireto para gestantes com fator Rh– não sensibilizadas;
- Parcial de urina;
- Urocultura;
- Toxoplasmose para gestantes suscetíveis.

## 3.6 Terceiro trimestre da gestação

O terceiro trimestre da gestação é marcado pela chegada da 28ª semana e se estende até o nascimento (Esteves et al., 2022).

Nesse período, em razão da sobrecarga da barriga, que cresce progressivamente para acomodar o bebê, é possível que a gestante experimente algumas sensações como desconforto ao dormir, azias frequentes, constipação intestinal e hemorroidas. Além, é claro, da própria ansiedade diante da proximidade do parto. Cabe ao profissional de saúde, portanto, durante as consultas, auxiliar na diminuição e na melhora dos sintomas que possam estar incomodando a gestante e acolher suas dúvidas e preocupações acerca do processo gestacional, do parto e do pós-parto (Esteves et al., 2022).

A partir da 32ª semana, as consultas vão se tornando mais frequentes e, para esse período, sugerimos a solicitação da última rotina de exames laboratoriais, listados a seguir, e uma ultrassonografia obstétrica (Esteves et al., 2022).

- Hemograma completo;
- Glicemia em jejum;
- Coombs indireto (se Rh–);
- VDRL;
- Anti-HIV;
- Sorologia para hepatite B (HbsAG);
- Toxoplasmose, principalmente de IgG não reagente;
- Urocultura e parcial de urina;
- Bacterioscopia para estreptococo do grupo B (GBS) de secreção vaginorretal entre 35 e 37 semanas.
- Ecografia obstétrica com possível avaliação do fluxo placentário (*doppler* fetal).

Acompanhar os três trimestres da gestação por meio das consultas de pré-natal permite ao profissional de saúde construir uma assistência adequada e segura não apenas às gestantes, mas também a todos aqueles que a acompanham, como os familiares e/ou a comunidade (OMS, 2016).

A assistência ao pré-natal deve acontecer de maneira acolhedora e humanizada, tomando a mulher como protagonista de sua história. Nesse contexto, a enfermagem tem a capacidade técnica e científica para conduzir, de modo compartilhado, o pré-natal, estimulando a educação em saúde e valorizando os desejos e as necessidades das mulheres (Marques et al., 2021).

> **Para saber mais**
>
> Existem várias referências e protocolos de assistência pré-natal utilizadas em diferentes países e instituições de saúde. Alguns dos protocolos mais reconhecidos e adotados internacionalmente incluem as recomendações da OMS, como a indicada a seguir, que visa, além de uma experiência positiva para a gestante, diminuir os números de agravos à saúde e de mortes maternas. Essas recomendações incluem exames a serem realizados, orientações relacionadas ao estilo de vida, cuidados obstétricos e identificação de fatores de risco.
>
> OMS – Organização Mundial da Saúde. **Recomendações da OMS sobre cuidados pré-natais para uma experiência positiva na gravidez**. 2016. Disponível em: <https://apps.who.int/iris/bitstream/handle/10665/250800/WHO-RHR-16.12-por.pdf>. Acesso em: 15 jul. 2024.

## Síntese

Neste capítulo, tratamos dos protocolos de assistência ao pré-natal e dos exames físicos da gestante de risco habitual, bem como descrevemos a estratificação de risco gestacional. Vimos que, na atenção à saúde da mulher e no contexto de discussão da obstetrícia, é possível criar um pré-natal diferenciado, integrando a gestante no centro do cuidado, priorizando a escuta ativa e garantindo acesso a exames e consultas.

# Questões para revisão

1. Considere os seguintes dados:

> Gestante, 23 anos, G3 P1 A1 (G – quantas gestações já ocorreram, somando-se a atual gestação; P – quantos partos vaginais ocorreram; A – abortamentos anteriores), DUM 13 de setembro de 2019, compareceu à unidade básica de saúde no dia 20 de dezembro de 2019 para acompanhamento de seu pré-natal. Após a avaliação feita pelo profissional de saúde, ela solicitou-lhe informação sobre qual seria sua idade gestacional naquele dia e sua data provável do parto. Para isso, o profissional utilizou a regra de Naegele e apresentou em semanas a idade gestacional.

Com base nesses dados, responda: Qual a idade gestacional correta dessa gestante e sua data provável de parto?

2. Considere os seguintes dados:

> A. B. S, 30 anos, chegou para sua primeira consulta de pré-natal na unidade básica de saúde. Em consulta com o enfermeiro, contou que está em sua quinta gestação, afirmando que seu primeiro filho nasceu de 40 semanas gestacionais há dez anos; sua segunda gestação foi gemelar, há seis anos, e nasceram duas meninas, via cesariana, com 34 semanas gestacionais; há três anos, teve um aborto com, aproximadamente, dez semanas de gestação e afirmou não ter necessitado de procedimento para extração do concepto e/ou anexos embrionários; há dois anos, aconteceu seu último parto, vaginal, com 38+5 semanas gestacionais, induzido em razão da presença de pré-eclâmpsia. Ao final da consulta,

após fazer toda a anamnese, o enfermeiro solicitou os exames necessários no primeiro trimestre gestacional, prescreveu suplementação e orientou-a acerca do período gestacional.

Com base nesses dados e no conteúdo do capítulo, responda: Quais exames devem ser solicitados na consulta de pré-natal durante o primeiro trimestre da gestação?

3. Ao terminar sua anamnese, o enfermeiro prescreveu suplementação para a gestante A. B. S., citada na Questão 2. Assinale a alternativa que indica corretamente a suplementação indicada pelo Ministério da Saúde:
   a) Cálcio e magnésio.
   b) Sulfato ferroso e hidróxido de alumínio.
   c) Sulfato ferroso e ácido fólico.
   d) Cálcio e ácido fólico.
   e) Magnésio e sulfato ferroso.

4. De acordo com informações do Ministério da Saúde, 90% das gestações podem ser identificadas por meio dos sinais clínicos, dos sintomas e do exame físico realizado pelo profissional de saúde (Brasil, 2012). Um sinal de presunção e um sinal de probabilidade de gestação são, respectivamente:
   a) Tonturas e batimentos cardíacos fetais.
   b) Aumento da frequência urinária e amolecimento da cérvice uterina.
   c) Náuseas e presença de tubérculos de Montgomery.
   d) Paredes vaginais aumentadas e amolecimento da cérvice uterina.
   e) Presença de batimentos cardíacos fetais e aumento da frequência urinária.

5. Durante as consultas de pré-natal, dispõe-se da ferramenta de assistência à Classificação de Risco Gestacional, fundamentada pelo Ministério da Saúde. De acordo com sua última atualização, em 2022, estão dentro dos fatores de risco para uma gestação, **exceto**:
   a) Obesidade com IMC > 40.
   b) Dependência ou uso abusivo de tabaco, álcool ou outras drogas.
   c) Isoimunização Rh.
   d) Acretismo placentário.
   e) Gestação anterior maior que 2 anos e menor que 5 anos.

## Questão para reflexão

1. Considere a seguinte hipótese: Você trabalha em uma unidade de saúde e, em um dia comum de trabalho, a técnica de enfermagem responsável pela recepção chega à sua sala dizendo que uma mulher está em busca de atendimento, pois tem atraso menstrual de cinco meses e quer entender o que está acontecendo. A técnica lembra que sua agenda está cheia e que você pode atrasar sua saída do trabalho. Como enfermeiro(a) desse estabelecimento, qual seria sua conduta?

**Capítulo 4**
# Intercorrências obstétricas frequentes na gestação

Karen Estevam Rangel

## Conteúdos do capítulo:

- Agravos gestacionais mais comuns.
- Causas de mortalidade materna.
- Condutas diante dos agravos na gestação.

## Após o estudo deste capítulo, você será capaz de:

1. identificar alterações fisiológicas no período gestacional;
2. promover educação em saúde;
3. ser agente na prevenção da morbimortalidade materna.

Para algumas mulheres, além de um processo fisiológico, a gestação é um momento especial no ciclo de vida, a qual, na maioria das vezes, transcorre sem problemas, mesmo que não tenha sido planejada. Algumas gestantes, no entanto, sofrem agravos importantes que podem gerar complicações à mãe e ao bebê.

## 4.1 Mortalidade materna: situação atual e conceitos básicos

Podemos considerar a mortalidade materna como uma perda social e familiar, ultrapassando os limites da clínica e trazendo consigo uma reflexão maior para toda a sociedade (Souza et al., 2022).

De acordo com o Ministério da Saúde, grande parte das mortes maternas são evitáveis, visto que, quando o agravo na gestação é diagnosticado precocemente, a possibilidade de cuidado e tratamento diminui consideravelmente a mortalidade e a morbidade materna (Brasil, 2022c).

Em países latinos, a maioria das mortes evitáveis são casos de, respectivamente, hemorragias, hipertensão induzida pela gestação, complicações pós aborto inseguro e sepse (GTR, 2023). Na América Latina e no Caribe, a maioria das mortes maternas resulta de causas evitáveis, como hemorragia, hipertensão induzida pela gravidez, complicações relacionadas ao aborto inseguro e sepse, bem como causas indiretas, como infecções respiratórias agudas graves (GTR, 2023).

Considera-se morte materna aquela ocorrida até 42 dias após o parto, independentemente da duração ou da localização da gestação, que foi causada ou agravada pelo processo gestacional, excluindo apenas as causas de morte por fatores acidentais ou incidentais (Souza et al., 2022).

A morte materna por causas obstétricas diretas resulta de complicações da gestação, do parto ou do puerpério, inclusive em razão de intervenções, omissões, tratamento incorreto etc. A morte materna por causas obstétricas indiretas resulta de doenças preexistentes ou que se desenvolvem durante a gestação, mas não são de causas obstétricas, como doenças cardíacas ou renais (Brasil, 2022c).

A morte materna é a ponta de um grande *iceberg*, tanto que, em 2009, a OMS definiu o conceito de *near miss* para classificar as situações de quase morte provenientes das complicações obstétricas ocorridas durante a gestação, o parto e até 42 dias após o parto (Pereira et al., 2022a).

Infelizmente, desde 2020, os números de morte materna não foram reduzidos em razão dos impactos da pandemia de covid-19. Outro fator relevante nos números é a desigualdade social; quando dados são levantados, observa-se claramente o aumento da razão de mortalidade entre mulheres indígenas, afrodescendentes, migrantes, pobres e que vivem em zonas rurais (GTR, 2023).

## 4.2 Hiperêmese gravídica

Sintomas como náuseas e vômitos estão presentes em cerca de 90% das gestações, comumente manifestados no período matinal, mas, segundo o Ministério da Saúde, o agravo desses sintomas pode acometer cerca de 10% das gestantes, exigindo cuidados mais intensos e até mesmo medicamentoso (Brasil, 2022c).

Vaz (2018) explica que a hiperêmese gravídica é a ocorrência de vômitos e náuseas mais frequentes e mais intensos, capazes de provocar dificuldade de alimentação, perda de peso, distúrbios eletrolíticos e metabólicos e oligúria. Em casos mais graves, podem ainda ocorrer insuficiências hepática, renal e neurológica. Em todas essas situações, pode haver agravos ao desenvolvimento fetal.

Esses sintomas aparecem em razão do aumento dos hormônios gonadrotofina coriônica, estrógeno e progesterona, essenciais para o desenvolvimento e a manutenção da gestação. Estudos apontam maior frequência da hiperêmese gravídica em casos nos quais esses hormônios estão em maior quantidade, como gestação gemelar, feto feminino, fetos portadores de síndrome de Down e mola hidatiforme (Brasil, 2022c).

No tratamento, devemos considerar a situação nutricional, a necessidade de medicamento, o apoio psicoemocional e os tratamentos complementares e integrativos como aromaterapia e acupuntura (Brasil, 2022c).

A gestante deve ser orientada a manter alimentação frequente e fracionada, rica em proteína, com alimentos mais secos, menos picantes e suaves. O profissional também deve orientar o consumo de vegetais como repolho, brócolis e couve-manteiga porque são redutores de colonização por *Helicobacter pylori* e podem ser adjuvantes no controle dos sintomas (Brasil, 2022b).

De acordo com Nomura e Araújo (2022), para as drogas de escolha, a ondansetrona é a primeira e melhor opção tanto nos casos mais leves quanto nos mais graves. Para os casos de média intensidade, pode ser indicada a metoclopramida, porém seu uso é limitado em virtude das reações adversas, como tremores e desequilíbrio postural. Alguns anti-histamínicos, a exemplo de dimenidrato, meclizina e prometazina, também podem ser escolhidos como tratamento, apresentando eficácia nos processos moderados de hiperêmese gravídica.

Outros cuidados, como avaliação do peso, controle da diurese diariamente, correção dos distúrbios hidroeletrolíticos e retirada da suplementação de ferro, são coadjuvantes a serem seguidos (Vaz, 2018).

Nomura e Araújo (2022) alertam para os quadros graves de hiperêmese, porque as gestantes podem se sentir isoladas socialmente, incapacitadas de cuidar de si e de outros e entrar em estados depressivos.

## 4.3 Síndromes hemorrágicas na gestação

De acordo com o Ministério da Saúde, abortamentos são casos em que há a expulsão ou a morte do concepto até a 20ª-22ª semana, ou peso fetal até 500 g. Os casos que ocorrem até a 12ª semana são nomeamos *abortamentos precoces*, e os que ocorrem entre 13ª e 22ª semanas são nomeados *abortamentos tardios* (Brasil, 2022c).

Os abortamentos estão entre as causas dos sangramentos vaginais que acometem as gestantes no primeiro trimestre da gestação. Segundo Trainá et al. (2022), cerca de 10% a 15% deles acontecem espontaneamente até a 20ª semana gestacional, cujas possíveis causas são alterações cromossômicas, infecções recorrentes, comorbidades maternas e idade avançada.

A seguir, apresentamos a classificação dos tipos clínicos de abortamento de acordo com o *Manual da gestação de alto risco*, publicado em 2022, pelo Ministério da Saúde (Brasil, 2022c).

- **Ameaça de aborto ou abortamento evitável**: quando o colo uterino se mantém fechado e o concepto permanece com vitalidade preservada, porém há presença de sangramento vaginal, dor no baixo ventre e sinais de contração uterina.
- **Abortamento inevitável**: quando o concepto não tem mais vitalidade, ou seja, há ausência de batimentos cardíacos fetais. Quando todo o produto da concepção foi eliminado, denominamos *abortamento inevitável completo*; quando alguma parte do produto da concepção permanece na cavidade uterina, sendo necessária a intervenção médica ou cirúrgica, denominamos *abortamento inevitável incompleto*.
- **Abortamento infectado**: quando ocorre o abortamento complicado por uma infecção uterina, geralmente acontece nos abortamentos incompletos.
- **Abortamento retido**: quando o concepto não tem mais vitalidade e todo o seu produto permanece na cavidade uterina.
- **Abortamento habitual ou aborto espontâneo de repetição**: quando ocorreram dois ou mais abortamentos consecutivos.

É possível diagnosticar o abortamento por meio de exame físico e de exames laboratoriais. O exame especular auxilia na avaliação de sangramento presente, de sua quantidade e da presença de infecção; o toque vaginal bimanual permite a determinação de dilatação cervical e possível diagnóstico da idade gestacional (Trainá et al., 2022).

A ecografia transvaginal é recomendada para diagnosticar, principalmente, a presença ou a ausência do concepto e de anexos embrionários, assim como sua vitalidade (Trainá et al., 2022).

Somado a todos os cuidados para o diagnóstico, o profissional de saúde deve recomendar o tratamento para cada situação de abortamento, que varia desde conduta expectante, medicação ou procedimento cirúrgico (Brasil, 2022c).

Para mulheres que estejam clinicamente instáveis, com aumento do sangramento e com sinais de infecção, o esvaziamento uterino é necessário para que a causa dos sinais e sintomas seja controlada.

A conduta sugerida pelo Ministério da Saúde para o esvaziamento é a aspiração do conteúdo uterino, pois há menor risco de perfuração desse órgão, menor perda sanguínea e menor formação de aderência intrauterina (Brasil, 2022c). O Ministério da Saúde também orienta que, quando a aspiração intrauterina não for possível, a curetagem, após preparo do colo cervical, é o procedimento indicado (Brasil, 2022c).

Ressaltamos, neste ponto, a importância da administração de imunoglobulina anti-Rh-D para as mulheres Rh negativas, em qualquer idade gestacional no momento da perda (Fiocruz; IFF, 2022).

## 4.3.1 Gestação ectópica

Também relacionada às complicações e aos agravos na gestação por hemorragias, destacamos a gestação ectópica, em que ocorre a implantação e o desenvolvimento do blastocisto fora da cavidade uterina (Brasil, 2022c).

Figura 4.1 – Gestação ectópica

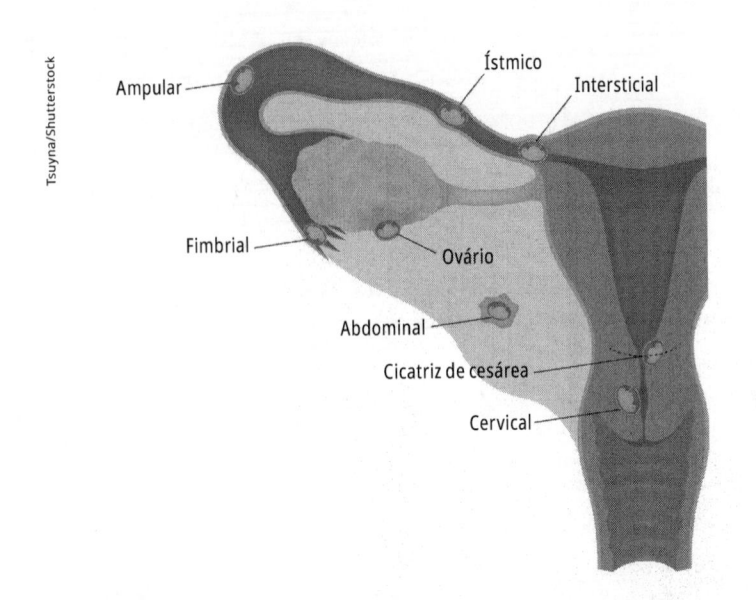

*Labels: Ampular, Ístmico, Intersticial, Fimbrial, Ovário, Abdominal, Cicatriz de cesárea, Cervical*

Tsuyna/Shutterstock

A forma mais comum da gestação ectópica é a que acontece ainda dentro das trompas uterinas, chegando a 95% dos casos, mas ela pode ocorrer também no ovário, no colo do útero, na cicatriz da cesariana e até mesmo na cavidade abdominal (Brasil, 2022c).

Entre os fatores de risco associados a essa complicação obstétrica estão os que levam a lesões tubárias ou a alterações no transporte do óvulo já fecundado, como doença inflamatória pélvica (DIP), cirurgias ginecológicas anteriores, dispositivo intrauterino (DIU), anticoncepção de emergência, tabagismo e início precoce da atividade sexual. Nesse contexto, a DIP eleva três vezes mais o risco se comparado com mulheres sem histórico dessa doença (Santos, I. B. dos et al., 2022).

A gestação ectópica está entre os maiores agravos à saúde da mulher durante o primeiro trimestre de gestação, aumentando o risco de um novo episódio em mulheres que já tiveram o quadro em gestação anterior (Elito Júnior, 2022). Os sinais e sintomas são náusea, vômito, dor aguda e intensa, podendo ocasionar desmaio e, em casos graves, em que ocorre a ruptura do local de implantação do embrião e de seus anexos, hipovolemia, hemorragia intraperitoneal, dor intensa no reto e na bexiga no momento de defecação e micção. O sangue intra-abdominal acumulado pode irritar o nervo frênico e a gestante se queixar de dor escapular (Elito Júnior, 2022).

Como sempre, o diagnóstico precoce possibilita assistência qualificada e inibe danos mais graves. Na queixa de atraso menstrual, sangramento genital e/ou dor abdominal intensa, a mulher deve manter o acompanhamento cuidadoso até que o diagnóstico seja esclarecido (Elito Júnior, 2022).

Nesses casos, o exame de β-hCG, somado à realização da ultrassonografia transvaginal, é de grande valia, uma vez que o saco gestacional pode ser visualizado a partir de cinco semanas de atraso menstrual (Santos, V. C. dos et al., 2022).

O tratamento pode ter condutas expectantes, cirúrgicas ou medicamentosas, e cabe à equipe de saúde diagnosticar riscos e benefícios para cada situação.

A conduta expectante pode ser tomada diante de uma gestante com estabilidade hemodinâmica, quedas dos títulos de β-hCG dentro de 24 a 48 horas e ultrassonografia demonstrando ausência de embrião vivo, massa tubária menor do que 5 cm e relato sobre o desejo de uma futura gestação (Santos, V. C. dos et al., 2022).

O tratamento cirúrgico, de acordo com Elito Júnior (2022), é o padrão, sendo indicado o uso da laparoscopia nos casos de estabilidade hemodinâmica, deixando a laparotomia para os casos de ruptura tubária e instabilidade hemodinâmica. Elito Júnior (2022) esclarece ainda que, nos casos de sangramento persistente, lesão tubária irreparável, recidivas de gestação ectópica e altos títulos de β-hCG, é indicada a salpingectomia.

Para o tratamento medicamentoso, os protocolos do Ministério da Saúde apontam o uso do metotrexato, em dose única ou múltiplas doses, visto que, por ser um antagonista do ácido fólico, ele tem a capacidade de impedir a divisão das células trofoblásticas (Brasil, 2022c). Para seu uso, a gestante deve estar com o quadro clínico estável, ter um diagnóstico bem definido, diâmetro da massa anexial menor do que 3,5 cm, β-hCG menor do que 5.00 UI/ml, ausência de dor abdominal e desejo de uma gestação futura (Brasil, 2022c).

**Importante!**

A perda gestacional é um momento estressante para as mulheres e para todos que possam estar envolvidos ou familiarizados com a gestante, e o sentimento do luto pode se fazer presente em qualquer período gestacional. Desse modo, abordar a mulher, o(a) parceiro(a) e seus familiares de maneira empática e acolhedora faz toda a diferença diante da experiência de um abortamento.

## 4.4 Síndrome hipertensiva na gestação

A hipertensão gestacional é uma das complicações clínicas que mais acomete as mulheres nessa fase da vida, sendo uma das principais causas de morbimortalidade materna e perinatal.

Com relação à gestação, as síndromes hipertensivas podem provocar trabalho de parto prematuro e reduzir perfusão placentária, ocasionando restrição de crescimento e hipóxia fetal; com relação à gestante, pode provocar hemorragia cerebral, comprometer órgãos como rins, fígado, coração e, inclusive, causa a morte.

Como já sabemos, o diagnóstico precoce e o tratamento adequado possibilitam prognóstico positivo tanto materno quanto perinatal.

Estudos científicos e importantes publicações consideram a hipertensão gestacional e suas complicações uma doença de cunho multifatorial que envolve placentação deficiente, predisposição genética, quebra de tolerância imunológica, resposta inflamatória sistêmica, desequilíbrio angiogênico e deficiência do estado nutricional (Pereira et al., 2022b).

Segundo o Ministério da Saúde, consideramos hipertensão quando o valor de pressão arterial é igual ou maior do que 140 de pressão sistólica por 90 mmHg (milímetros de mercúrio) de pressão diastólica, avaliada após um período de repouso, com a paciente em posição sentada e manguito apropriado, conforme a circunferência do braço (Brasil, 2022c). É necessário solicitar à gestante que não se comunique no momento da aferição e mantenha suas pernas descruzadas, como ilustra da Figura 4.2.

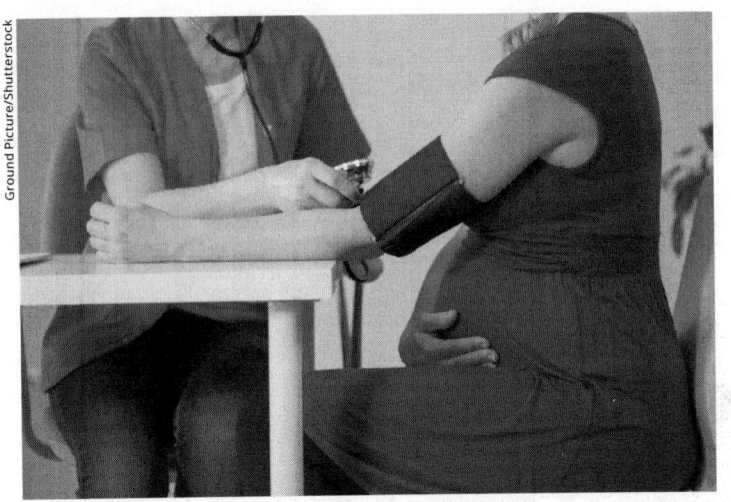

Figura 4.2 – Correta verificação da pressão arterial

A aferição com esfigmomanômetro aneroide automático validado pode ser feita desde que o aparelho esteja devidamente calibrado, mas aparelhos de pulso não são recomendados para avaliação da hipertensão em razão de sua vulnerabilidade para erros de medição (Pereira et al., 2022b).

Pereira et al. (2022b) ressaltam o futuro debate com relação aos níveis pressóricos, pois estudos vêm demonstrando a associação de desfechos perinatais adversos nos quadros em que os níveis pressóricos 130-139 mmHg para pressão sistólica e 80-89 para diastólica são encontrados em gestantes durante o pré-natal. Vale, portanto, a atenção durante a atividade profissional nesses casos.

De acordo com as *Diretrizes brasileiras de hipertensão arterial 2020*, a alteração deve ser constatada em duas ou mais aferições, realizadas em períodos diferentes, com intervalo de, no mínimo, quatro horas (Barroso et al., 2021).

Ressaltamos a necessidade do acompanhamento da gestante durante o pré-natal e, em alguns casos, seu retorno ao consultório por mais algumas vezes durante a semana para avaliação da pressão arterial. Caso o retorno não seja possível, a verificação em domicílio pode ser adotada pela equipe de saúde da atenção primária.

O Ministério da Saúde classifica a hipertensão durante a gestação em quatro categorias, como indicado no quadro a seguir (Brasil, 2022c).

Quadro 4.1 – Categorização da pressão arterial segundo o Ministério da Saúde

| Categoria | Definição |
|---|---|
| 1. Hipertensão arterial crônica | Presença de hipertensão arterial referida pela gestante ou identificada pelo profissional de saúde antes da 20ª semana de gestação ou permanência além da 12ª semana após o nascimento. |
| 2. Pré-eclâmpsia sobreposta à hipertensão crônica | Aparecimento ou piora da proteinúria após a 20ª semana de gestação. Nesse caso, sugere-se atenção se o aumento for superior a três vezes o valor inicial. Necessidade de associação de anti-hipertensivos ou incremento das doses terapêuticas iniciais. Ocorrência de disfunção de órgãos-alvo. |
| 3. Hipertensão gestacional | Identificada hipertensão arterial após a 20ª semana de gestação, sem proteinúria, e normaliza-se até a 12ª semana após o nascimento. |
| 4. Pré-eclâmpsia/ eclâmpsia | Pré-eclâmpsia: alteração da pressão arterial após a 20ª semana de gestação, mais alterações clínicas em órgãos-alvos, como trombocitopenia, disfunção hepática, insuficiência renal, edema agudo de pulmão, iminência de eclâmpsia, com ou sem proteinúria. Eclâmpsia: crise convulsiva, associada ou não às alterações hipertensivas. Subclassificação da pré-eclâmpsia: precoce antes de 34 semanas de gestação; tardia, entre 34 e 37 semanas; pré-termo, após 37 semanas; termo, igual ou superior a 37 semanas gestacionais. |

Fonte: Elaborado com base em Brasil, 2022c.

Como explicam Pereira et al. (2022b), a proteinúria fica caracterizada quando os resultados dos exames apresentarem níveis iguais ou maiores do que 300 mg de proteína em urina de 24 horas, ou relação proteína/creatinina igual ou maior do que 0,3 em amostra urinária. Segundo o Ministério da Saúde (Brasil, 2022c), a relação proteína/creatinina é um método adotado com frequência por sua facilidade de execução, mas, quando não for possível fazê-lo ou o exame de urina de 24 horas, pode ser utilizada a avaliação qualitativa em fita, na qual a presença de uma cruz indica 30 mg/dl.

Como gestantes com quadros de pré-eclâmpsia podem apresentar agravamento do quadro de maneira repentina, atualmente, a recomendação é que todas sejam avaliadas quanto à presença ou não de sinais ou sintomas de comprometimento clínico e/ou laboratorial e sejam prontamente conduzidas de acordo com eles (Pereira et al., 2022b).

Conforme o Ministério da Saúde, os principais parâmetros clínicos e laboratoriais a serem tratados e monitorados são: estado hipertensivo, quando a pressão arterial diastólica for maior ou igual a 160 mmHg e/ou a pressão arterial sistólica for maior ou igual a 110 mmHg, confirmada por intervalo de 15 minutos em repouso; sinais referidos, como cefaleia, fotofobia, fosfenas e escotomas, hiper-reflexia, náuseas e vômitos, dor epigástrica ou em hipocôndrio direito; insuficiência renal aguda, quando a creatinina sérica for igual ou maior do que 1,2 mg/dl; dor torácica; e edema agudo de pulmão (Brasil, 2022c).

O Ministério da Saúde orienta que a oligúria – diurese inferior a 500 ml/ de urina no período de 24 horas – também está associada à alteração clínica importante no quadro de pré-eclâmpsia, podendo não se relacionar diretamente com o comprometimento da função renal, como decorrência de intenso extravasamento líquido extracelular, identificado facilmente pela presença de anasarca (Brasil, 2022c).

Peraçoli et al. (2018) ressaltam a importância da avaliação dos níveis de proteinúria em consonância com a clínica materna e as provas de vitalidade fetal, porém reforçam que esse parâmetro não deve ser utilizado como critério único para a antecipação do parto.

As gestantes com pré-eclâmpsia podem apresentar um quadro clínico muito grave denominado *síndrome hellp* – o acrônimo refere-se aos termos em inglês *hemolysis* (hemólise), *elevated liver enzymes* (comprometimento hepático) e *low platelets* (consumo de plaquetas).

O Ministério da Saúde estima que de 10% a 20% das gestantes com quadros de pré-eclâmpsia possam evoluir para essa síndrome (Brasil, 2022c). Devemos levar em consideração as gestantes que apresentam, após a 20ª semana gestacional, dores em hipocôndrio direito seguidas de vômitos, mesmo sem alterações pressóricas. Considerar a presença dessa síndrome é um passo importante para intervenções preventivas e eficazes.

Sabemos que a prevenção em saúde é a maneira mais eficaz de demonstrar o cuidado em saúde. Na busca da prevenção para as situações graves das síndromes hipertensivas, atualmente, os estudos demonstram a eficácia da utilização do ácido acetilsalicílico (AAS) durante a gestação, principalmente nos grupos com mais fatores de risco para pré-eclâmpsia (Barroso et al., 2021).

Compreendem alto fator de risco clínico para pré-eclâmpsia sua história prévia anterior, principalmente com desfecho perinatal desfavorável, gestação múltipla, hipertensão crônica, doença autoimune, doença renal, diabetes tipos 1 e 2. Entre os riscos moderados para desenvolvimento de pré-eclâmpsia encontramos nuliparidade, história familiar de pré-eclâmpsia (mãe e irmã), negras, baixo nível socioeconômico, história pessoal de nascimento, como baixo peso ao nascer, estatura pequena para idade gestacional, obesidade, com IMC igual ou superior a 30 kg/m², e idade materna igual ou superior a 35 anos (Pereira et al., 2022b; Santos, I. B. dos et al., 2022).

Tanto as diretrizes brasileiras de hipertensão arterial quanto publicações sobre pré-eclâmpsia/eclâmpsia recomendam o início da administração do AAS por volta da 11ª e da 14ª semana gestacional, mantendo seu uso até a 36ª semana (Barroso et al., 2021; Pereira et al., 2022b). Pesquisas demonstram que a dosagem entre 75 e 150 mg por dia é a mais eficaz uso do AAS, podendo ser associada à suplementação de cálcio caso a gestante apresente deficiência desse nutriente (Barroso et al., 2021; Pereira et al., 2022b).

De acordo com as orientações do Ministério da Saúde, durante a gestação, o tratamento da hipertensão arterial consiste em manter estáveis os níveis pressóricos (Brasil, 2022c). Para o atendimento ambulatorial durante o pré-natal, a metildopa é a droga de escolha como primeira linha de tratamento, com dosagem 250 a 2000 mg, que pode ser dividida em 4 vezes ao dia (Brasil, 2022c).

**Importante!**

Devemos nos atentar aos episódios de reação adversa ao medicamento metildopa, como hipotensão postural e retenção hídrica, além de educação em saúde e monitoramentos dos sintomas clínicos, como cefaleia, nucalgia, estocomas, epigastralgia, movimentos fetais, contrações uterinas e sangramento vaginal (Peraçoli et al., 2018).

Nas situações em que a gestante se enquadre na pré-eclâmpsia e na eclâmpsia, ela deve ser internada para observação rigorosa, coleta dos exames laboratoriais e realização de exames de imagem, como ecografia obstétrica e *doppler* fetal. Se necessário, ela deve dar início a tratamento medicamentoso imediato e ser avaliada quanto à necessidade de interrupção da gestação (Pereira et al., 2022b).

O tratamento para pré-eclâmpsia e eclâmpsia consiste no uso de anti-hipertensivos, monitoramento fetal rigoroso, utilização de sulfato de magnésio e, se necessário, uso de corticoides para maturação pulmonar fetal (Barroso et al., 2021).

Os anti-hipertensivos indicados para tratamento da hipertensão aguda na pré-eclâmpsia são nifedipina via oral, iniciando com 10 mg, com repetição da dose em 30 minutos, se necessário, até a 3ª dose. Segundo Barroso et al. (2021), devemos iniciar a administração de 5 mg de hidralazina intravenosa caso não haja a diminuição do nível pressórico e repetir a dosagem a cada 20 minutos, não ultrapassando 15 mg.

Ressaltamos que cabe à equipe de saúde avaliar o quadro clínico e a idade gestacional, bem como a necessidade de interromper a gestação ou definir a via de nascimento. Também é válido destacar, de acordo com Pereira et al. (2022b), que a via de parto não será necessariamente a cesariana, visto que processos como a indução do trabalho de parto e o parto vaginal podem ser considerados uma via segura de nascimento.

Os profissionais de enfermagem são responsáveis pela assistência qualificada e pela escuta ativa no atendimento ao pré-natal, bem como pela identificação de possíveis riscos gestacionais e monitorização dos sinais e sintomas (Santos, I. B. dos et al., 2022). É necessária, portanto, a qualidade na educação em saúde, de modo permanente, para a gestante e seus familiares, a fim de prevenir agravos à saúde.

Na atenção terciária, a continuidade da assistência por meio do processo de enfermagem garante intervenções adequadas para uma assistência integral e humanizada (Santos, I. B. dos et al., 2022).

## 4.5 Diabetes gestacional

De acordo com o Ministério da Saúde, diabetes *mellitus* gestacional (DMG) é a deficiência metabólica na absorção de carboidratos, a qual resulta em uma hiperglicemia, sendo diagnosticada pela primeira vez no período gestacional e podendo manter-se ou não após o parto (Brasil, 2022c).

Estima-se que cerca de 18% das gestantes atendidas pelo Sistema Único de Saúde (SUS) apresentem DMG, sendo, portanto, um dos distúrbios metabólicos mais comuns no Brasil durante a gestação (Brasil, 2022c).

Rudge et al. (2022) afirmam que essa comorbidade pode aumentar as chances de pré-eclâmpsia e de desenvolvimento futuro de diabetes e intolerância a carboidratos. Segundo esses autores, uma das complicações ao feto no período gestacional é a macrossomia; e, após o parto, as intercorrências encontradas em bebês de mães com DMG são hipoglicemia, icterícia, sofrimento respiratório, policitemia e hipocalcemia.

Segundo as diretrizes da Sociedade Brasileira de Diabetes (Zajdenverg et al., 2024), os fatores de risco associados à DMG são:

- Idade (aumento progressivo do risco com o passar da idade);
- Sobrepeso/obesidade (IMC ≥ 25 kg/m$^2$);
- Antecedentes familiares de diabetes *mellitus* (primeiro grau);

- Antecedentes pessoais de alterações metabólicas:
  - HbA 1c ≥ 5,7% (método HPLC);
  - Síndrome dos ovários policísticos;
  - Hipertrigliceridemia;
  - Hipertensão arterial sistêmica;
  - Doença cardiovascular aterosclerótica;
  - Uso de medicamentos hiperglicemiantes;
- Antecedentes obstétricos:
  - Duas ou mais perdas gestacionais prévias;
  - Diabetes mellitus gestacional;
  - Polidrâmnio;
  - Macrossomia (recém-nascido anterior com peso ≥ 4000 g);
  - Óbito fetal/neonatal sem causa determinada;
  - Má-formação fetal;
- Na gravidez atual: crescimento fetal excessivo, polidrâmnio, hipertensão ou pré-eclâmpsia.

De acordo com Rudge et al. (2022), o protocolo do Ministério da Saúde determina que o rastreamento da DMG deve ser oportunizado a todas as gestantes, solicitando, por meio de exames laboratoriais, a glicemia em jejum no primeiro e no terceiro trimestres e a curva glicêmica no segundo trimestre, por volta da 24ª a 28ª semana gestacional. Independentemente da presença de fator de risco, a tolerância à glicose em jejum ocorre na primeira e na segunda hora após ingestão de 75 g de glicose anidra.

O diagnóstico de DMG é confirmado considerando os seguintes valores apresentados nos exames laboratoriais:

1. paciente com glicemia de jejum entre 92 mg/dl e 125 mg/dl;
2. pacientes com curva glicêmica igual ou maior que 180 mg/dl na primeira hora, ou entre 153 e 200 mg/dl na segunda hora.

Segundo a recomendação da Sociedade Brasileira de Diabetes em sua diretriz de 2023, "No rastreamento do DMG, após a 24ª semana, quando o valor da glicemia de 2 h no teste de tolerância oral à glicose com 75 g estiver ≥ 200 mg/dL DEVE SER CONSIDERADO a presença de DM diagnosticado na gestação (*overt diabetes*) e não de DMG" (Zajdenverg et al., 2024).

De acordo com o Ministério da Saúde, a maioria das gestantes apresenta bons resultados do equilíbrio glicêmico com adequação da dieta e a prática de exercícios físicos como tratamento (Brasil, 2022c). Caso não haja o controle, o profissional de saúde deve prescrever medicação via oral ou, até mesmo, avaliar a necessidade do uso de insulina subcutânea.

A interrupção da gestação deve ser indicada pelo profissional de saúde em comum acordo com a gestante e os familiares caso haja intercorrências maternas ou fetais; e a via de parto não é exclusivamente a cesariana, esperar o trabalho de parto acontecer ou induzir o parto são condutas aconselhadas também para gestantes com DMG (Brasil, 2022c).

## 4.6 Infecções na gestação

Algumas infecções podem ocorrer durante a gestação, como rubéola, toxoplasmose, hepatites virais, herpes simples genital, entre outras. A seguir, trataremos da infecção do trato urinário, bastante comum em gestantes, e das infecções sexualmente transmissíveis (ISTs), especificamente HIV e sífilis.

## 4.6.1 Infecção do trato urinário

A infecção do trato urinário acomete, em média, 10% das mulheres no período gestacional, inclusive a própria gestação é um dos fatores de risco para esse índice elevado de contaminação, uma vez que mudanças fisiológicas, hormonais e até mesmo estruturais, necessárias para manter o corpo em pleno funcionamento – estase urinária pela redução do peristaltismo uretral, aumento da produção de urina, glicosúria e aminoacidúria, que favorecem o crescimento bacteriano, e a rotação do útero pressionando bexiga e ureteres –, favorecem a aparição dessa infecção (Brasil, 2022c).

As infecções do trato urinário são classificadas como bacteriúria assintomática, cistite (infecção do trato urinário inferior) e pielonefrite (infecção do trato urinário superior).

Uma parcela das gestantes se apresenta assintomática diante da bacteriúria, mas cerca de 30% pode apresentar cistite ou pielonefrite aguda se não for tratada de maneira adequada, de modo que solicitar exame de urocultura de rastreamento no pré-natal é fundamental para diagnosticar a bacteriúria assintomática e evitar a progressão (Brasil, 2022c).

Comumente, as bactérias envolvidas nas infecções são as que já se apresentam na flora vaginal, principalmente a *Escherichia coli*; outras como *Klebsiella, Enterobacter, Proteus, Enterecoco* e *Estreptococo* do grupo B também são comuns (Fernandes; Suassuna, 2022).

Segundo o Ministério da Saúde, a maioria dos protocolos assistenciais nos casos de contaminação por bactérias *Estreptococo* do grupo B assintomáticas é o uso de antibiótico durante o trabalho de parto, em razão da possível contaminação no momento do parto, visto que essa bactéria fica no canal vaginal (Brasil, 2022c). A gestante, por volta da 36ª ou 37ª semana de gestação, é orientada a coletar, por meio de *swab*, secreção das vias vaginal e anal para detecção da bactéria ainda no período de pré-natal, visando ao rastreio e à detecção precoce (Brasil, 2022c).

O tratamento para os casos de infecção do trato urinário é feito com antibióticos, cuja escolha tem como base o antibiograma, a concentração mínima inibitória do crescimento bacteriano, a toxicidade, a segurança, o custo e a disponibilidade da medicação no mercado e na rede pública de atenção à saúde (Brasil, 2022c). As drogas com bons resultados de eficácia e de segurança no uso por gestantes são cefalexina, cefuroxima, amoxilina, nitrofurantoína, amoxilina + clauvulanato e fosfomicina, esta última apresentando-se nos estudos como categoria A por sua eficácia e mínimos efeitos colaterais, porém ainda não está presente em todas as regiões pela rede pública de saúde (Brasil, 2022c).

## 4.6.2 Infecções por HIV e sífilis

Por anos, no Brasil, busca-se diminuir a epidemia do vírus HIV com novas políticas públicas, estratégias para a promoção da saúde e prevenção (Santos, 2018).

Classificado como um retrovírus, o HIV multiplica-se para formar uma nova cadeia de DNA responsável por atacar o sistema imunológico causando sua supressão e infeccionando células sanguíneas e do sistema nervoso; tem como característica um período de incubação prolongado em que não surgem sinais e sintomas (Santos, 2018).

A transmissão pode ocorrer de maneira vertical entre mãe e bebê, tanto na gestação quanto no parto e no pós-parto. De acordo com o Ministério da Saúde, a taxa de transmissão vertical em gestações que tiveram assistência adequada caiu a 2%, porém, em casos que não tiveram acesso ou tratamento adequado, essa taxa varia entre 15% e 45% (Brasil, 2022c).

O diagnóstico precoce, como sempre, favorece o tratamento, trazendo melhor prognóstico para a vida materna e a fetal.

Para detecção dessa patologia, é necessário solicitar os exames laboratoriais referentes ao diagnóstico a cada trimestre da gestação, em razão de seu tempo de incubação, e também o teste rápido, ainda na primeira consulta de pré-natal. Esse exame, além de rápido, é de fácil acesso, principalmente em regiões com maior dificuldade de acesso à assistência laboratorial (Brasil, 2022c).

O tratamento com antirretroviral é indicado para todas as gestantes que apresentam contaminação por HIV, sendo mantido o tratamento durante o parto e no pós-parto. A via de parto depende da idade gestacional, das condições clínicas maternas e fetais e da contagem da carga viral no momento do nascimento, sendo recomendado o acompanhamento criterioso para evitar a interrupção da gestação prematuramente, aguardando, quando possível, até a 38ª semana de gestação (Duarte, 2022). O parto normal não está descartado, principalmente para mulheres com baixa carga viral e com as membranas fetais íntegras, evitando, sempre que possível, procedimentos invasivos, como o uso do fórceps, epsiotomia, amniotomia, toques vaginais desnecessários, entre outros (Duarte, 2022).

Desde março de 2022, a Sociedade Brasileira de Pediatria (SBP) e a Federação Brasileira das Associações de Ginecologia e Obstetrícia (Febrasgo) recomendam o clampeamento tardio do cordão também nas situações em que a parturiente é soropositiva, mantendo as orientações das condições clínicas maternas e fetais, além da contagem da carga viral (SBP; Febrasgo, 2022).

No pós-parto, devemos lembrar à mãe que ela não pode amamentar. Para tanto, seguindo orientação do Ministério da Saúde, o profissional deve prescrever a seguinte medicação para inibição da lactação: cabergolina 0,5 mg, dois comprimidos de dose única (Brasil, 2022b). Atualmente, o uso do enfaixamento das mamas é desencorajado, por ocasionar possível constrangimento à mulher e por não apresentar benefícios comprovados cientificamente (Brasil, 2022c).

Como sabemos, o acompanhamento do binômio mãe e bebê no período puerperal é de extrema importância, inclusive no que diz respeito a assistir a puérpera no âmbito emocional para auxiliar na construção do vínculo e nos cuidados em saúde (Duarte, 2022).

Como as mulheres podem voltar a ovular a partir de quatro semanas após o parto, é bastante relevante a estratégia de conversar com a mulher sobre seu planejamento reprodutivo ainda na maternidade e na primeira consulta pós-parto na atenção básica de saúde, visando garantir seus direitos sexuais e reprodutivos (Brasil, 2022c).

A sífilis é outra infecção sexualmente transmissível muito frequente e um marcador importante de qualidade em saúde. Causada pela bactéria *Treponema pallidum*, também pode ser transmitida para o bebê durante a gestação ou o parto (Santos, 2018).

A sífilis adquirida é transmitida de maneira vertical, ou seja, por meio de relação sexual desprotegida ou por outros contatos íntimos, como sexo oral. Em sua fase latente, em torno de 21 a 30 dias após o primeiro contágio, surgem lesões denominadas *cancro duro*, que são indolores, ricas em bactérias que, mesmo não tratadas, podem desaparecer espontaneamente. Nas mulheres, o diagnóstico é mais difícil porque quase não se desenvolvem lesões na vulva e não há manifestações clínicas, o que pode persistir de um a dois anos após o primeiro contágio. A fase tardia pode iniciar ao final da fase latente e perdurar por muitos anos, e suas manifestações clínicas são sifílides tuberosas, eritema e lesões ósseas, cardiovasculares e neurológicas (Passos et al., 2022).

A taxa de contaminação em gestantes brasileiras é de cerca de mais de 20 casos em cada 1.000 nascidos vivos, gerando sérios agravos tanto na gestação quanto no bebê, como abortamento espontâneo, prematuridade, baixo peso ao nascer, hepatomegalia, sofrimento respiratório ao nascer, até a morte perinatal (Brasil, 2022c).

A sífilis congênita, quando a infecção é transmitida para o feto, depende do estágio da doença: quanto mais recente a infecção, maiores as chances de contaminação porque o número de treponemas circulantes é maior. Dessa forma, quanto mais avançada a gestação, mais tempo o treponema está circulando e maior é o número que passa ao feto via barreira placentária, o que aumenta a possibilidade de transmissão (Passos et al., 2022).

Em razão da alta taxa de contaminação e transmissibilidade, o Ministério da Saúde, por meio da Portaria n. 766, de 21 de dezembro de 2004 (Brasil, 2004a), recomenda o teste laboratorial para detecção precoce da doença pelo menos duas vezes durante o pré-natal, bem como a repetição da coleta no momento da internação hospitalar, seja para parto vaginal ou cesariana, seja para curetagem.

O Ministério da Saúde também recomenda testagem rápida para todas as gestantes, parturientes e pós-abortamento, a fim de garantir eficácia na detecção da doença e oportunidade de tratamento o mais precocemente possível (Brasil, 2022b).

Os testes sorológicos disponíveis para detecção da doença dividem-se em treponêmicos e não treponêmicos. Entre os testes treponêmicos estão o FTA-abs (*Fluorescent Treponema Antibody Absorvent Test*), o MH-TP (micro-hemaglutinação para *Treponema pallidum* ou TPHA), o Elisa (teste imunoenzimático), o *Western blotting* (WB) e os testes imunocromatográficos (testes rápidos), que detectam a presença do anticorpo de maneira específica e qualitativa, confirmando a doença, mas sem distinguir se é antiga ou atual (Brasil, 2022c).

Os testes não treponêmicos, que expressam os resultados de maneira quantitativa, são o VDRL (*veneral disease research laboratory*) e o RPR (*rapid plasm reagin*). Esses testes são importantes para o diagnóstico e o seguimento pós-terapêutico e tendem a tornar-se reativos a partir da segunda semana da sífilis primária, com média de 21 dias, apresentando valores mais elevados na fase secundária da doença (Brasil, 2022c).

Ainda não existe outra recomendação para o tratamento além da penicilina via intramuscular, em virtude da alta eficácia e do baixo custo, bem como por atravessar a barreira placentária, possibilitando também o tratamento fetal (Brasil, 2022c). A dosagem depende de em qual fase a doença se apresenta (Passos et al., 2022).

No Quadro 4.2, a seguir, apresentamos o esquema de tratamento, conforme as orientações do Ministério da Saúde.

Quadro 4.2 – Esquema de tratamento para sífilis na gestação

| Estágio | Dosagem | Esquema |
| --- | --- | --- |
| Sífilis primária | 2,4 milhões (1,2 milhões de UI em cada glúteo) | Dose única |
| Sífilis recente secundária e latente | 2,4 milhões (1,2 milhões de UI em cada glúteo) | Repetir após uma semana |
| Sífilis tardia latente e terciária | 2,4 milhões (1,2 milhões de UI em cada glúteo) | Repetir por três semanas |

Fonte: Elaborado com base em Brasil, 2022c.

Para gestantes alérgicas à penicilina, o serviço de saúde de cada município deve encaminhá-las aos serviços de referência para dessensibilização, uma vez que esquemas alternativos para o tratamento durante a gestação são considerados inadequados (Jimenez; Pchebilski, 2018).

O Ministério da Saúde recomenda que os testes não treponêmicos sejam feitos pela gestante mensalmente até apresentarem valores baixos e estáveis por, pelo menos, duas coletas; após um ano pode ser dada a alta à paciente (Brasil, 2022c).

Após tratamento correto, os testes não treponêmicos tendem a negativar após 6 a 12 meses, porém podem permanecer com valores baixos por longos períodos, apresentando o que chamamos de *cicatriz* ou *memória sorológica da sífilis*. Devemos ficar atentos a essas situações, pois podem gerar falso positivo (Passos et al., 2022).

Sabemos que falta de acesso ao pré-natal, pré-natal tardio, falha ou falta do diagnóstico em tempo oportuno, esquema de tratamento inadequado ou até mesmo não realizado, tanto pelas gestantes quanto pelas parcerias sexuais, são os maiores desafios enfrentados na assistência do profissional de saúde. Por essa razão, ressaltamos, mais uma vez, a importância da educação em saúde em todo o período pré e pós-gestacional, além de medidas preventivas contra ISTs (Brasil, 2022b).

## 4.7 Outras intercorrências obstétricas

A placenta é um órgão desenvolvido apenas no período gestacional e, ao final da gestação, pode atingir até 20 cm de diâmetro, ter de 2 a 3 cm de espessura e pesar em torno de 500 g. É dividida em face materna (deriva da córion viloso) e face fetal (formada pela decídua basal). A face materna é composta de cotilédones recobertos por uma fina camada de decídua, e as fendas presentes entre os cotilédones correspondem aos septos placentários. Já a face fetal é recoberta pelo âmnio, o que lhe proporciona um aspecto liso e brilhoso, e, ao centro, encontra-se o cordão umbilical, do qual se ramificam os vasos venosos e arteriais umbilicais (Barreto, 2019).

Figura 4.3 – Representação da face fetal e da face materna da placenta

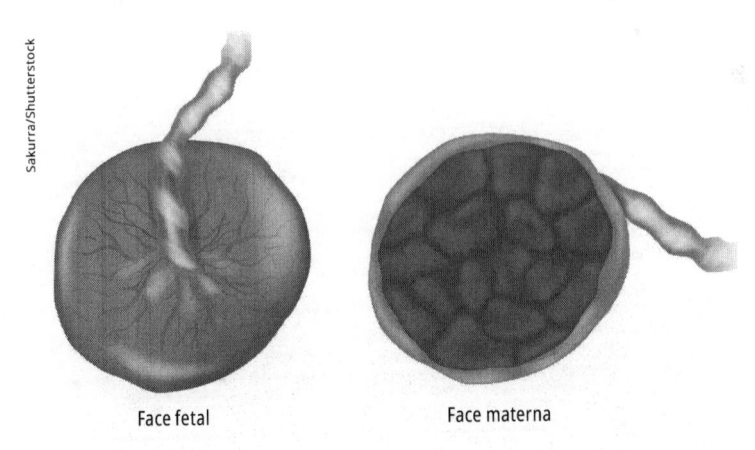

Face fetal     Face materna

Figura 4.4 – Face fetal da placenta

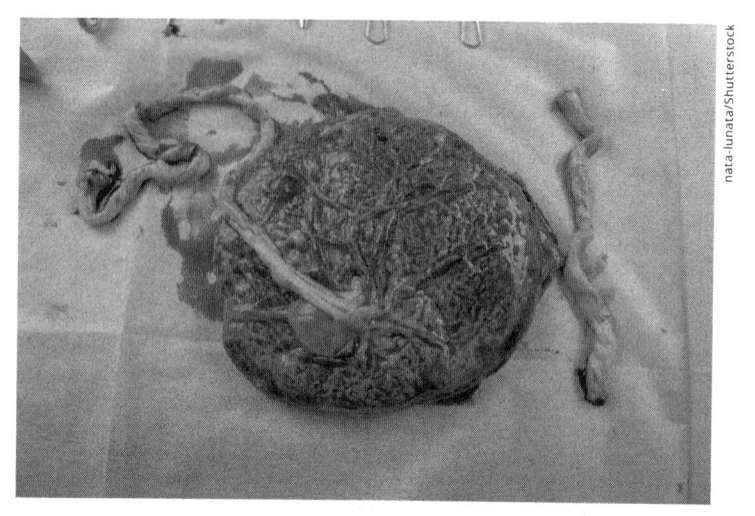

Figura 4.5 – Face materna da placenta

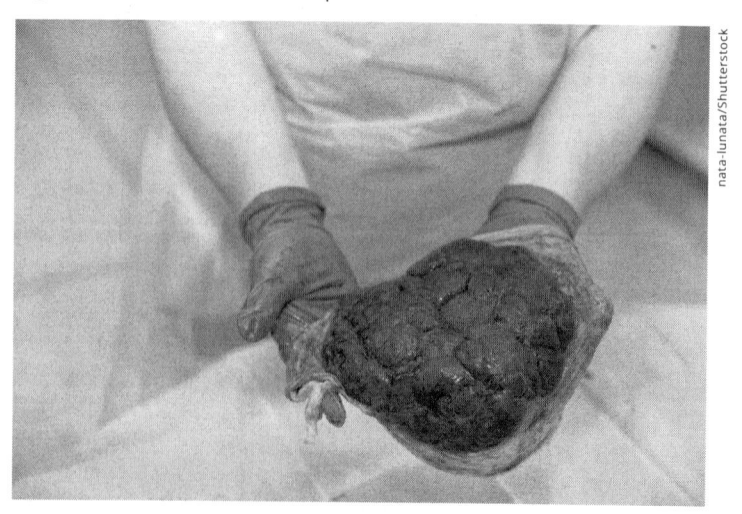

Visto sua ampla atuação durante o processo gestacional e sua magnífica capacidade de nutrir, oxigenar e auxiliar no desenvolvimento embrionário e fetal, a seguir, abordaremos as alterações mais comuns que envolvem a placenta e seus desfechos no ciclo gravídico.

## 4.7.1 Placenta prévia

A placenta prévia é caracterizada quando esta está inserida totalmente ou parcialmente no segmento inferior do útero, recobrindo ou ficando próxima ao colo uterino. Essa é a principal causa de sangramento no terceiro trimestre de gestação, o que aumenta os riscos de morbidade materna e prematuridade neonatal quando associada ao acretismo placentário, sobre o qual trataremos na próxima seção (Brasil, 2022c).

Figura 4.6 – Inserções placentárias

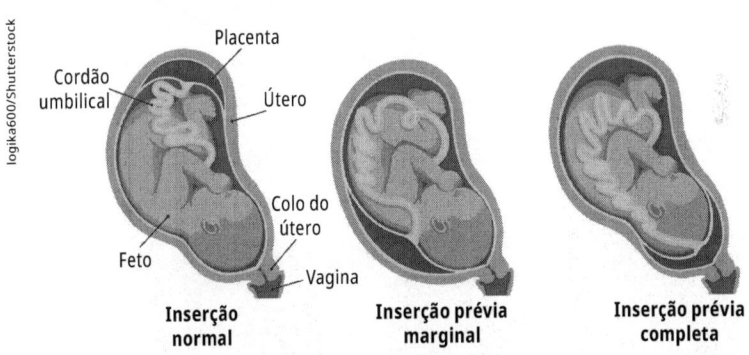

Inserção normal — Inserção prévia marginal — Inserção prévia completa

logika600/Shutterstock

As altas taxas de cesariana estão diretamente ligadas às complicações posteriores no que se refere à inserção placentária, assim como curetagens e cirurgias uterinas anteriores; placenta prévia em gestação anterior, gestação múltipla, multiparidade, idade materna acima de 35 anos, tabagismo, uso de cocaína, fertilização *in vitro* e abortos também estão entre os fatores de risco para placenta prévia (Brasil, 2022c).

O diagnóstico de placenta baixa não deve ser feito antes de 18 a 20 semanas de gestação, visto a possibilidade de alteração da posição em razão do crescimento do útero no decorrer da gestação (Jain; Bos; Bujold, 2020).

Como apenas em 10% dos casos as gestantes não apresentam sangramento, não há dor e ocorre principalmente após a 30ª semana gestacional, geralmente após relação sexual, o diagnóstico é possível por meio da ultrassonografia transvaginal, exame que vem se popularizando e possibilitado o diagnóstico rápido e de fácil acesso (Corrêa Júnior; Osanan, 2022).

No caso de gestantes assintomáticas, o Ministério da Saúde recomenda acompanhamento para avaliação do crescimento fetal, monitoramento do sangramento e exames laboratoriais, assim como preparar a gestante e seus familiares para a programação do parto, o repouso e a abstinência sexual (Brasil, 2022c).

A gestação deve ser acompanhada até a 36ª semana, sendo indicada sua interrupção via cesariana para as gestantes que apresentam a inserção placentária recobrindo totalmente a cérvice uterina (prévia total), se a gestante não apresenta sinais de trabalho de parto e não há comprometimento materno e fetal, a gestação poder seguir até a 37ª semana (Lockwood; Russo-Stieglitz, 2024).

Para gestações que apresentam trabalho de parto ativo, sangramento persistente e abundante e instabilidade hemodinâmica, a cesariana é indicada, principalmente em gestações acima de 34 semanas, pois o desfecho materno e neonatal consegue ser mais favorável para ambos (Lockwood; Russo-Stieglitz, 2024).

Partos vaginais são indicados para inserções placentárias marginais acima de 20 mm de distância do orifício da cérvice e binômio mãe e bebê sem alterações e sem instabilidade hemodinâmica, cenários que possibilitam um parto seguro (Corrêa Júnior; Osanan, 2022).

## 4.7.2 Acretismo placentário

O acretismo placentário diz respeito à inserção anormal da placenta na parede uterina, podendo haver aderência de todos os cotilédones ou apenas de alguns. É uma das complicações mais graves da placenta prévia, e a perda sanguínea no parto é estimada em 2,5 litros, o que pode gerar necessidade de transfusão sanguínea, histerectomia e internamento em unidade de terapia intensiva (UTI). O acretismo também pode acometer órgãos como bexiga, ureter e intestino em razão de sua capacidade de inserção nas camadas mais profundas (Francisco; Martinelli, 2018).

Entre os fatores de risco mais frequentes, novamente, a cesariana é o principal, seguido de placenta prévia, curetagens, inserção placentária em cicatriz de cesariana anterior, além de tabagismo e idade materna acima de 35 anos, estes dois últimos menos frequentes (Corrêa Júnior; Osanan, 2022).

O grau do acretismo depende do nível de invasão da placenta: acreta, quando a placenta se adere de modo mais superficial, chegando à superfície do miométrio, porém sem invadi-lo; increta, quando a invasão acomete o miométrio e ultrapassa a camada serosa; e percreta, quando a invasão ultrapassa a camada serosa e atinge outras estruturas (Brasil, 2022c).

Figura 4.7 – Graus de acretismo placentário

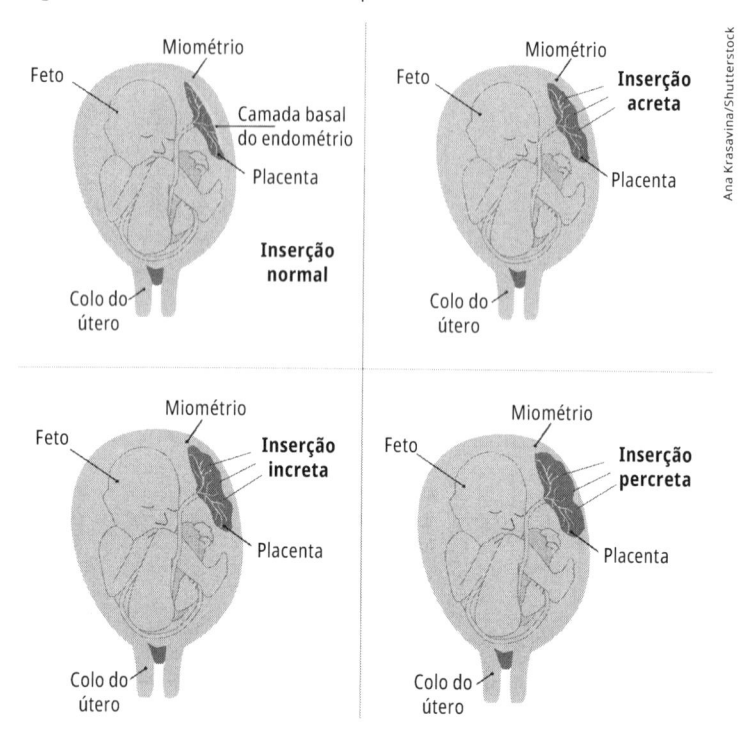

O diagnóstico precoce dessa condição deve ser confirmado, principalmente na presença de um ou mais fatores de risco, objetivando diminuir a morbimortalidade das mulheres e permitir a programação do nascimento com a equipe e o hospital com fluxos e assistência adequados (Corrêa Júnior; Osanan, 2022).

O nascimento deve acontecer entre 34 e 35 semanas e 6 dias, pois há grande chance de sangramento após essa idade gestacional. A equipe deve preparar a gestante e seus familiares sobre a necessidade de histerectomia, assim como preparar a equipe para possível sangramento em grande volume com necessidade de transfusão e de internamento em UTI (Alves et al., 2021).

## 4.7.3 Vasa prévia

Entre as alterações placentárias a vasa prévia é a condição mais rara, porém não incomum nos achados da assistência obstétrica. A vasa prévia caracteriza-se pela inserção de vasos sanguíneos na membrana amniótica, próximos à abertura do colo uterino, à frente da apresentação fetal. Essa condição pode levar a um mau desfecho fetal decorrente da ruptura dos vasos (Reis-de-Carvalho; Afonso; Carvalho, 2020).

Em 89% dos casos de vasa prévia, estão associadas placenta prévia no segundo trimestre de gestação, gestações por fertilização *in vitro*, placentas bilobuladas e suscenturiadas. A orientação é fazer a ultrassonografia com *doppler* sempre que aparecerem placentas com inserção baixa; a ultrassonografia transvaginal pode identificar vasos sanguíneos sobre o colo e na frente da apresentação fetal (Corrêa Júnior; Osanan, 2022).

De acordo com o Ministério da Saúde, o diagnóstico ainda durante a gestação possibilita sucesso no prognóstico perinatal em até 95%, se comparado com diagnósticos ocorridos intraparto ou pós-parto (Brasil, 2022c).

Depois do diagnóstico, o Ministério da Saúde recomenda a cesariana eletiva entre 34 e 36 semanas, em razão do risco de ruptura das membranas ovulares, mas também ressalta a importância de cuidar dos riscos da prematuridade fetal, sugerindo, portanto, a avaliação caso a caso e a discussão entre equipe, gestante e familiares (Brasil, 2022c).

## 4.7.4 Descolamento prematuro da placenta

O descolamento prematuro da placenta ocorre quando a placenta normalmente implantada se separa do corpo do útero.

O descolamento pode acontecer de modo parcial ou total e ocasionar o aumento da morbidade materna e fetal (Feitosa et al., 2018).

Figura 4.8 – Descolamento placentário

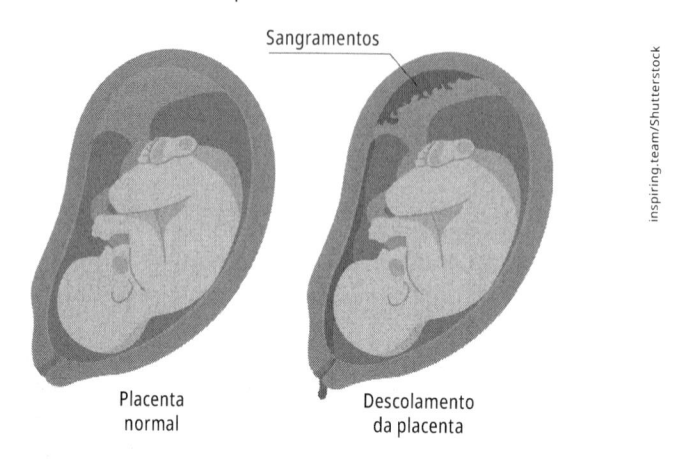

Sangramentos

Placenta normal

Descolamento da placenta

inspiring.team/Shutterstock

A ruptura dos vasos maternos na decídua basal é a principal causa do descolamento da placenta de maneira rápida e prematura. O sangue acumulado causa a separação progressiva da placenta e, com o aumento da hemorragia, a separação acontece de maneira completa ou quase completa (Nomura; Reis; Rezende Filho, 2022).

A maioria dos óbitos acontece ainda intraútero, já a prematuridade é a causa principal da morte pós-parto (Feitosa et al., 2018).

Nomura, Reis e Rezende Filho (2022) explicam que mulheres hipertensas têm mais chances de apresentar descolamento prematuro da placenta em comparação às mulheres que não apresentam essa patologia, a clínica também demonstra que fazer uso do anti-hipertensivo não diminui essa probabilidade. Os autores também afirmam que o fato de ter ocorrido um descolamento prematuro da placenta em gestação passada aumenta consideravelmente as chances de um novo acontecimento na futura gestação.

O uso de cocaína e de tabaco e a ruptura prematura das membranas também são fatores de risco encontrados na literatura. Polidraminia, gestação múltipla, idade materna avançada, multiparidade, placenta circunvalada, infecção uterina e trombofilias são fatores de risco menores, porém também importantes e que merecem ser acompanhados (Nomura; Reis; Rezende Filho, 2022).

O quadro clínico apresentado pela gestante é de sangramento via vaginal na maioria dos casos, dor abdominal frequente e contrações uterinas parecidas com o padrão de trabalho de parto. Em casos mais graves, há hipotensão materna e alterações da frequência cardíaca fetal, sugerindo, assim, um descolamento placentário maior que 50%, o que gera óbito fetal (Nomura; Reis; Rezende Filho, 2022).

Os descolamentos podem ser classificados de acordo com os achados clínicos e laboratoriais apresentados pela gestante. Casos assintomáticos, com discreto sangramento, sem hipertonia uterina e com boa vitalidade fetal são classificados como grau I, embora o diagnóstico aconteça após o nascimento, quando é visualizado o coágulo retroplacentário.

Os casos classificados como grau II são aqueles em que há sangramento moderado, hipertonia uterina, aumento da frequência cardíaca e alterações na pressão arterial materna, quedas do nível de fibrinogênio, com feto vivo, porém apresentando vitalidade prejudicada.

Quando ocorrem óbito fetal e alterações mais graves, como hipotensão arterial materna e hipertonia uterina, o caso é classificado como grau III-A, se houver coagulopatia instalada, e III-B, quando não houver coagulopatia instalada (Feitosa et al., 2018.

A conduta do profissional de saúde no atendimento à gestante com descolamento prematuro de placenta deve ser individualizada, considerando-se a extensão do descolamento, mas a gestante e o feto devem ser monitorados rigorosamente e exames como tipagem sanguínea, hemograma completo e coagulograma devem ser solicitados até que o quadro se estabilize ou tenha seu desfecho conduzido de maneira segura (Nomura; Reis; Rezende Filho, 2022).

## 4.7.5 Rotura prematura das membranas ovulares

Denominamos *rotura prematura das membranas ovulares* quando as membranas amniótica e coriônica rompem-se de maneira espontânea e inicia-se a perda de líquido amniótico via vaginal, antes do trabalho de parto. Esse processo pode ser chamado também de *amniorrexe* ou *rotura de bolsa* (bolsa rota) (Galletta, 2018).

Figura 4.9 – Liberação do líquido amniótico após ruptura das membranas ovulares: (A) rotura baixa e (B) rotura alta

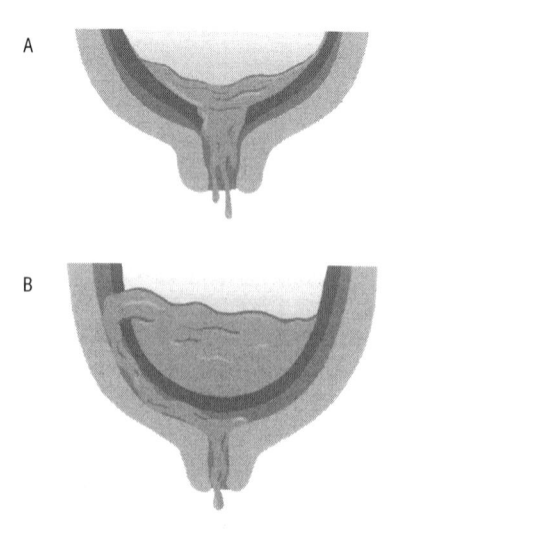

Ingrid Skare

Segundo o Ministério da Saúde, dados estatísticos apontam que a amniorrexe está presente em cerca de 10% das gestações; apesar de ser um índice baixo, essa complicação corresponde à maior parte dos nascimentos prematuros (Brasil, 2022c). Quando as membranas se rompem, leva um tempo para que todo o organismo materno inicie o trabalho de parto, e esse tempo é chamado de *período de latência*.

Vários fatores podem levar à amniorrexe, como polidrâmnio, gemelaridade, insuficiência istmo cervical, processos infecciosos ou inflamatórios, inserção baixa da placenta, infecções do trato urinário, tabagismo e até mesmo fatores nutricionais e nível socioeconômico (Brasil, 2022c).

A maioria dos casos ocorre no período de termo, ou seja, a partir da 37ª semana gestacional, e são de assistência menos complexa e de boa repercussão materna e fetal, já que grande parcela das gestantes apresenta um período médio de latência de 24 horas para desencadear o trabalho de parto (Galletta et al., 2022).

Segundo Galletta et al. (2022), em gestações que a rotura acontece entre a 24ª e a 34ª semana gestacional, o maior risco é o da prematuridade, de modo que os cuidados da equipe de saúde devem estar voltados a manter a gestação até o momento mais oportuno para nascimento, com atenção aos sinais e sintomas de infecção, pois, nesses casos, quanto menor a idade gestacional, maior a possibilidade de infecção amniótica (corioamnionite).

Diante de sinais e sintomas de infecção materna e/ou fetal, comprometimento da vitalidade fetal, maturidade fetal confirmada e desencadeamento de trabalho de parto atingidas as 34 semanas de gestação, o Ministério da Saúde recomenda a interrupção da gestação, visto que o prognóstico materno e fetal terá melhor resultado após nascimento do bebê (Brasil, 2022c).

O Ministério da Saúde também ressalta que, na tomada de decisão para conduta expectante ou de interrupção da gestação, deve ser levado em consideração o local de atendimento, priorizando o acesso ao serviço com infraestrutura adequada para a mãe e o bebê (Brasil, 2022c).

### 4.7.6 Trabalho de parto prematuro

Segundo dados estatísticos da Organização das Nações Unidas (ONU, 2022), por ano, nascem, aproximadamente, 15 milhões de prematuros. No Brasil, cerca de 340 mil bebês nascem prematuros por ano, uma proporção de seis nascimentos prematuros a cada dez minutos (Brasil, 2022c).

Dependendo da região de nascimento, a disparidade social marca significativamente as chances de sobrevivência dos bebês prematuros, ou seja, quanto mais rico o país ou a região, maior a possibilidade de sobrevivência, demonstrando a urgência na melhoria de políticas públicas (ONU, 2022).

Na Tabela 4.1, apresentamos o consenso de prematuridade, de acordo com a Sociedade Brasileira de Pediatria (SBP).

Tabela 4.1 – Consenso de prematuridade

| Pré-termo extremo | < 28 semanas |
|---|---|
| Muito pré-termo | 28 a < 32 semanas |
| Pré-termo moderado | 32 a < 37 semanas |
| Pré-termo tardio | 34 a < 37 semanas* |

*Subcategorização do pré-termo moderado.

Fonte: SBP, 2019.

A patogênese do trabalho de parto prematuro é desconhecida, e múltiplos fatores podem desencadeá-lo, contudo fatores de risco podem determinar sua probabilidade; por isso, é de extrema importância para assistência, ainda no pré-natal, o conhecimento a respeito desses fatores. A seguir, listamos os mais citados, segundo o Ministério da Saúde (Brasil, 2022b):

- alterações no colo uterino;
- anemia;
- bacteriúria assintomática;
- doença periodontal;
- etilismo;
- fatores psicossociais;
- gestação múltipla;
- infecção do trato urinário;
- intervalo interpartal menor de 18 meses;
- malformação fetal;
- malformações uterinas;
- nutrição inadequada;
- polidrâmnio;
- sangramento via vaginal no início da gestação;
- tabagismo;
- uso de substâncias psicoativas;
- vaginose bacteriana.

O diagnóstico da patogênese do trabalho de parto prematuro se confirma diante da presença de contrações uterinas frequentes (2 a 3 contrações em 10 minutos), capazes de alterar o colo uterino, tornando-o mais amolecido e dilatado.

Segundo o Ministério da Saúde, gestantes apresentando esse quadro devem ser internadas para assistência e para descartar possibilidade de um falso trabalho de parto, bem como para diagnosticar possíveis processos patológicos (Brasil, 2022c). Para ajudar no atendimento ao trabalho de parto prematuro, as condutas indicadas são a solicitação de exames, a avaliação clínica e a monitorização materna e fetal (Brasil, 2022c).

O Ministério da Saúde afirma que é útil a intervenção no trabalho de parto prematuro por meio de corticosteroides entre a 24ª semana e a 34ª semana, a fim de possibilitar a maturação pulmonar fetal, e por meio da administração de sulfato de magnésio, para proteção neurológica fetal, e de antibioticoterapia profilática, que reduz as chances de mau desfecho perinatal (Brasil, 2022c).

Os corticosteroides utilizados para esse tratamento são a dexametasona 6 mg, intramuscular, a cada 12 horas, por dois dias, ou a betametasona 12 mg, intramuscular, a cada 24 horas, por dois dias. Elas atingem seu pico máximo de ação em 24 horas após a primeira administração, com duração de seu efeito por sete dias. Caso o parto não tenha ocorrido dentro do prazo de sete dias, pode ser aplicado mais um ciclo de corticoterapia, se a idade gestacional for menor que 33 semanas (Fonseca; Damião; Moreira, 2022).

O principal objetivo da inibição do trabalho de parto prematuro é postergá-lo em 48 a 72 horas, possibilitando medidas como corticoterapia ou, se for o caso, a transferência da gestante para um serviço de referência com melhor assistência para a mãe e o bebê.

Segundo o Ministério da Saúde, os medicamentos utilizados como uterotólicos são os inibidores de prostaglandinas, o antagonista da ocitocina, os bloqueadores do canal de cálcio e os agonistas beta-adrenérgicos, sendo este último cada vez mais contraindicado em virtude da frequente presença de reações adversas materna, como taquicardia, arritmias, palpitação, mal-estar, hiperglicemia, hipopotassemia e, até mesmo, edema agudo de pulmão (Brasil, 2022c).

Nem todo o trabalho de parto deve ser inibido, de modo que se faz necessária uma avaliação caso a caso. De modo geral, é contraindicada a inibição nos casos de óbito fetal, sofrimento agudo fetal, má-formações fetais, rotura prematura das membranas ovulares, corioamnionite, descolamento prematuro da placenta, placenta prévia, síndromes hipertensivas graves, diabetes insulinodependente instável, cardiopatias graves e anemia falciforme (Fonseca; Damião; Moreira, 2022).

Em novembro de 2022, a OMS passou a recomendar o contato pele a pele, no método canguru, o mais precocemente possível para os bebês que nascem prematuramente, porque o contato pele a pele é eficaz e benéfico no que diz respeito ao estabelecimento da amamentação e da estabilização de parâmetros como as frequências cardíaca, respiratória e da temperatura (Opas; OMS, 2022). Além disso, pode propiciar melhora no relaxamento e no sono do bebê e estabelecer o vínculo entre mãe, pai e bebê (Opas; OMS, 2022).

Todas as ações na assistência em saúde, como identificação de fatores de risco ainda no pré-natal, uso de tocolíticos, administração de corticosteroides, monitoramento do bem-estar materno e fetal possibilitam melhor desfecho perinatal (ONU, 2022).

### Para saber mais

O olhar acolhedor e empático para as mulheres que chegam aos serviços de saúde em busca de atendimento é imprescindível ao profissional de saúde. Atender mulheres em situações de abortamento é o desafio diário na assistência, e nada como bons materiais para nos fazer sensíveis e efetivos nessa prática.

BRASIL. Ministério da Saúde. Secretaria de Atenção à Saúde. Departamento de Ações Programáticas Estratégicas. **Atenção humanizada ao abortamento**: norma técnica. 2. ed., 2. Reimp. Brasília: Ministério da Saúde, 2014. (Série Direitos Sexuais e Direitos Reprodutivos, Caderno n. 4) Disponível em <https://portaldeboaspraticas.iff.fiocruz.br/wp-content/uploads/2018/01/Aten%C3%A7%C3%A3o-humanizada-ao-abortamento-2014.pdf>. Acesso em: 15 jul. 2024.

Este protocolo orienta de maneira clara e direta o uso da medicação misoprostol, bem como dosagens, locais e tempo de administração. O misoprostol é uma medicação segura, desde que utilizada de modo correto, e a liberação de seu uso no Brasil é apenas para instituições de saúde que atendam abortamentos legais ou espontâneos, induções de trabalho de parto e preparo do colo uterino para realização de curetagem ou aspiração uterina.

MARANHÃO. Secretaria de Estado da Saúde. **Protocolo assistencial do uso do misoprostol** São Luís: Secretaria de Estado da Saúde, 2021. Disponível em <https://docs.bvsalud.org/biblioref/2022/06/1372513/virtual-uso-do-misoprostol_dasmu-espma.pdf>. Acesso em: 15 jul. 2024.

Esta obra apresenta um compilado de intercorrências obstétricas e os protocolos atualizados para melhor assistência do profissional, transmitindo a ele informações importantes e efetivas.

URBANETZ, A. A. (Coord.). **Urgências e emergências em ginecologia e obstetrícia**. Barueri: Manole, 2019.

# Síntese

Neste capítulo, verificamos que agravos na gestação são grandes problemas de saúde pública, pois podem gerar complicações tanto maternas quanto perinatais e neonatais, de modo que estar atento durante cada consulta de pré-natal, solicitar os exames de rotina, trabalhar com promoção e prevenção da saúde são essenciais. Também conferimos que a atenção terciária de saúde deve estar preparada para atender a gestante em momento oportuno e ser a referência no alto risco gestacional, possibilitando cuidado eficaz e de qualidade e garantindo a saúde da mãe e do bebê.

# Questões para revisão

1. Durante a primeira consulta de pré-natal, o enfermeiro responsável realiza teste rápido para sífilis e HIV. Na verificação do resultado, ele constata positivo para sífilis. Nesse momento, qual a conduta recomendada para a situação?

2. A gestante que você acompanha no pré-natal foi diagnosticada com pressão arterial elevada. Trabalhando na enfermagem da unidade de saúde, você deve orientar cuidados com relação à alimentação e a possíveis complicações referentes à hipertensão arterial gestacional. Quais orientações devem ser transmitidas à gestante?

3. As síndromes hipertensivas na gestação acometem cerca de 5% a 10% das mulheres em seu período gravídico, sendo umas das principais causas de complicações da gestação e apresentando-se como uma das principais causas de morbimortalidade materna e perinatal. Sobre as síndromes hipertensivas na gestação, é **incorreto** afirmar:

a) A hipertensão gestacional é o aumento da pressão arterial registrado antes da 20ª semana gestacional ou além das dozes semanas após o parto.
b) A pré-eclâmpsia ocorre quando o aumento da pressão arterial surge após 20 semanas de gestação e está associada à proteinúria (≥ 0,3 g de proteína em urina de 24 horas ou ≥ 2 cruzes em uma amostra urinária).
c) A hipertensão gestacional é o aumento da pressão arterial após a 20ª semana de gestação, mais frequentemente perto do parto ou no puerpério imediato.
d) O surgimento de formas graves da pré-eclâmpsia pode ser apresentado em eclâmpsia quando surgem convulsões e/ou coma.
e) A pré-eclâmpsia sobreposta à hipertensão crônica é considerada aquela em que gestante previamente hipertensa desenvolveu proteinúria após a 20ª semana de gestação.

4. O abortamento espontâneo é uma das complicações mais comuns na gravidez, ocorrendo em aproximadamente 10% a 15% das gestações clinicamente reconhecidas. Levando em consideração conceitos e assistências diante dos processos de abortamento, é possível afirmar:
   a) A aspiração a vácuo intrauterina é a técnica de escolha para interrupção da gravidez com um máximo de 12 a 14 semanas de gestação. Após esse procedimento, deve ser realizado o processo de curetagem, pois o vácuo é insuficiente para retira de todo o conteúdo fetal.
   b) Em óbitos fetais ocorridos antes da 20ª semana gestacional ou peso do feto inferior a 500 g, é realizada a declaração de óbito.

c) Em situações de abortamento retido abaixo de 12 semanas gestacional, é indicado o uso de misoprostol a 25 ug via vaginal de 6 em 6 horas para auxílio do esvaziamento uterino.

d) O abortamento habitual compreende perdas espontâneas e sucessivas de três ou mais gestações.

e) É considerado abortamento precoce quando a interrupção da gravidez ocorre em até 15 semanas de gestação e tardio quando ocorre entre 16 e 22 semanas.

5. Avalia e as afirmativas a seguir e marque V para as verdadeiras e F para as falsas.

( ) Para a confirmação do diagnóstico de diabetes mellitus gestacional (DMG), consideramos os seguintes valores laboratoriais: paciente com glicemia de jejum entre 92 mg/dl e 125 mg/dl; pacientes com curva glicêmica igual ou maior que 180 mg/dl na primeira hora e entre 153 mg/dl e 200 mg/dl na segunda hora.

( ) Nas situações em que a gestante se enquadra na pré-eclâmpsia e na eclâmpsia, ela não deve ser internada, é necessária apenas a realização de exames laboratoriais e de imagem e, se necessário, tratamento medicamentoso.

( ) O diagnóstico da patogênese do trabalho de parto prematuro se confirma diante da presença de contrações uterinas frequentes (2 a 3 contrações em 10 minutos), capazes de alterar o colo uterino, tornando-o mais amolecido e dilatado.

Agora, marque a alternativa que apresenta a sequência correta de preenchimento:

a) V, V, V.
b) V, V, F.
c) V, F, V.
d) F, V, F.
e) F, F, F.

## Questão para reflexão

1. Considere a seguinte situação:

> Uma mulher de 35 anos dá entrada no pronto atendimento de um serviço hospitalar por volta das 20h. Às 20h30min é atendida pela equipe de enfermagem e relata ter realizado exame de sangue e constatado estar gestante, ter dor forte no baixo ventre e sangramento abundante. Ela apresenta temperatura de 40.1 °C, frequência cardíaca de 140 bpm, frequência respiratória de 26 rpm e saturação de 92%. Ao calcular a possível idade gestacional, o enfermeiro da equipe informa que a paciente estaria com 9 semanas de gestação.
>
> Depois de sair da sala de triagem, a mulher afirma não desejar a gestação, mas não ter feito nada. Após o atendimento encerrado, a equipe realiza os encaminhamentos pertinentes à situação.

Considerando o exposto, qual é o possível diagnóstico? Qual seria sua atitude como enfermeiro(a) da equipe?

# Capítulo 5
# Fisiologia do trabalho de parto e do nascimento

Karen Estevam Rangel

## Conteúdos do capítulo:

- Profissionais que prestam assistência ao processo de parturição.
- Assistência ao parto baseada nos preceitos da humanização.
- Prática assistencial ao parto baseada em evidência científica.
- Assistência ao recém-nascido na sala de parto.

## Após o estudo deste capítulo, você será capaz de:

1. entender a multidisciplinariedade na assistência ao parto;
2. identificar a fisiologia que envolve o processo de parturição;
3. descrever e identificar as fases do trabalho de parto e do parto.

Atualmente, a enfermagem obstétrica atua na assistência à mulher e ao recém-nascido no trabalho de parto, no parto e no pós-parto, com autonomia e respaldo na lei, de modo a fortalecer o protagonismo da mulher, defender a assistência baseada em evidência científica e diminuir procedimentos desnecessários, violência obstétrica e mortalidades materna e neonatal.

## 5.1 Papel da enfermagem obstétrica no Brasil

De acordo com os incisos II e III do art. 6º da Lei n. 7.498, de 25 de junho de 1986, que regulamenta o exercício profissional de enfermagem, a enfermeira obstétrica ou obstetriz é:

[...]
II – o titular do diploma ou certificado de Obstetriz ou de Enfermeira Obstétrica, conferido nos termos da lei;
III – o titular do diploma ou certificado de Enfermeira e a titular do diploma ou certificado de Enfermeira Obstétrica ou de Obstetriz, ou equivalente, conferido por escola estrangeira segundo as leis do país, registrado em virtude de acordo de intercâmbio cultural ou revalidado no Brasil como diploma de Enfermeiro, de Enfermeira Obstétrica ou de Obstetriz. (Brasil, 1986)

A mesma lei ressalta as atividades do enfermeiro relacionadas aos cuidados com a mulher, a gestante, a parturiente e a puérpera:

Art. 11. O Enfermeiro exerce todas as atividades de enfermagem, cabendo-lhe:
[...]
II – como integrante da equipe de saúde:

a) Participação no planejamento, execução e avaliação da programação de saúde;
b) Participação na elaboração, execução e avaliação dos planos assistenciais de saúde;
[...]
f) prevenção e controle sistemático de danos que possam ser cuidados à clientela durante a assistência de enfermagem;
g) assistência de enfermagem à gestante, parturiente e puérpera;
h) acompanhamento da evolução e do trabalho de parto;
i) execução do parto sem distócia; (Brasil, 1986)

Em 1987, o Decreto n. 94.406, de 8 de junho de 1987, regulamentou a Lei n. 7.498/1986, e estabeleceu atribuições no atendimento ao parto normal de baixo risco entre os profissionais de enfermagem:

Art. 8º Ao enfermeiro incumbe:
[...]
II – como integrante da equipe de saúde:
[...]
h) prestação de assistência de enfermagem à gestante, parturiente, puérpera e ao recém-nascido;
[...]
j) acompanhamento da evolução e do trabalho de parto;
[...]
l) execução e assistência obstétrica em situação de emergência e execução do parto sem distócia;
[...]

Art. 9º Às profissionais titulares de diploma ou cerificados de Obstetriz ou de Enfermeira Obstétrica, além das atividades de que trata o artigo procedente, incumbe;

I – Prestação de assistência a parturiente e ao parto normal;

II – Identificação das distócias obstétricas e tomada de providência até a chegada do médico;

III – Realização de episiotomia e episiorrafia, com aplicação de anestesia local, quando necessária. (Brasil, 1987)

Com base na legislação, ressaltamos que a enfermagem obstétrica pode ter atuação autônoma, sendo o profissional responsabilizado integralmente por suas ações, com total liberdade para exercer suas funções laborais.

Após anos na atividade, atualmente, temos evidenciado a importância desse profissional no atendimento à mulher em seu ciclo gravídico e durante o parto e o puerpério. Inclusive, algumas produções têm demonstrado que mulheres atendidas por enfermeiras obstetras ou obstetrizes tiveram menos necessidade de ir ao hospital durante a gestação, menos intervenções no parto, como analgesia, episiotomia e cesariana, além de maiores chances de vivenciar o parto vaginal de maneira positiva (Louzeiro, 2020). Considerando custo-benefício, estudos também demonstraram pontos positivos, visto que essa modalidade diminui as intervenções obstétricas e utiliza, de maneira mais racional, os recursos humanos disponíveis (Louzeiro, 2020).

A Organização Mundial de Saúde (OMS), o Ministério da Saúde e os conselhos de classes regionais e federal recomendam, veementemente, a presença da enfermeira obstetra atuando durante todo o ciclo reprodutivo da mulher juntamente a uma equipe multiprofissional.

## 5.2 Assistência de enfermagem ao trabalho de parto e ao parto de baixo risco

Entre os modelos de atendimento ao nascimento, encontramos a assistência da enfermagem obstétrica e de obstetrizes. Nesses dois modelos, o profissional oferece cuidado a gestantes de baixo risco, entendendo que o parto é um evento fisiológico e saudável que requer, sim, um olhar atento a fim de diagnosticar possíveis intercorrências, porém capaz de intervir o menos possível, proporcionando uma experiência positiva desse momento a mulheres e famílias.

Em 2022, a OMS publicou o documento *Orientações estratégicas mundiais para enfermeiros e parteiras 2021-2025* (OMS, 2022), uma espécie de guia estratégico para auxiliar e orientar as equipes de assistência de saúde, de modo que possam contribuir de maneira eficaz e segura, bem como reforçar a importância desses profissionais na assistência à gestação, ao parto e ao pós-parto.

## 5.3 Violência obstétrica e a promoção da assistência humanizada

Acreditamos que estar no ambiente de parto requer atenção técnica, acolhimento, respaldo científico e respeito, pois não existirá ambiente saudável sem esses preceitos; não há parto humanizado se não colocarmos a mulher como centro do cuidado, potencializando seu protagonismo no parir, respeitando seus medos e legitimando possíveis traumas.

Para compreender o termo *violência obstétrica*, precisamos relembrar de onde viemos no processo de parturição. Desde a Antiguidade, a mulher é cuidada e assistida durante todo o processo de trabalho de parto, parto e pós-parto; evoluímos, entretanto, de um modelo no qual essa mulher era cuidada por parteiras dentro de seus lares para um modelo em que ela é assistida por profissionais homens, dentro de centros hospitalares (Marini, 2018). Vivemos, então, em um círculo vicioso em que a mulher é apenas um corpo que está parindo, e o profissional torna-se o centro do atendimento, não cabendo mais os aspectos emocionais e a real fisiologia do corpo da mulher parindo. Sofremos com o advento das cesarianas eletivas, o uso indiscriminado da ocitocina sintética, as posições supinas, principalmente a litotômica, as episiotomias de rotinas, entre outras. A ciência, que deveria auxiliar as mulheres apenas quando apresentassem intercorrências no parto, tornou-se um substitutivo do parto fisiológico, tornando gestação, parto e pós-parto eventos patológicos (Kappaun; Costa, 2020).

Na década de 1970, algumas regiões, como a Inglaterra, já haviam percebido que o evento do nascimento estava levando a taxas significativas de mortalidade materna e perinatal, entendendo que devolver à mulher o protagonismo do parto pode elevar os indicadores de qualidade de saúde e, novamente, tornar esse momento um evento único na vida de cada uma delas, como reforça Janet Balaskas (2015), em seu livro *Parto ativo: guia prático para o parto natural*, obra lançada em 1989 e que continua sendo instrumento educacional até os dias de hoje.

No Brasil, a preocupação com a assistência prestada a mães e bebês começou a ser notada por volta dos anos 2000, quando produções científicas discutiram os modelos de saúde, as políticas públicas e o real significado do processo de parturição, bem como toda essa assistência pode afetar futuramente o ser humano (Lima et al., 2018).

Em todas essas discussões, está o termo *violência obstétrica*. Conforme descrito no *Dicionário feminino da infâmia* (Fleury-Teixeira; Meneghel, 2015), considera-se violência obstétrica qualquer agressão física, verbal, simbólica, sexual e psicológica vivida durante o período da gestação, do parto e do puerpério, praticado por qualquer pessoa.

O abuso de poder sobre o corpo da mulher praticado pelo profissional de saúde também é considerado violência obstétrica. Nesse caso, o profissional utiliza de seu saber como forma de coagir, inibir ou julgar a mulher gestante, parturiente e puérpera, além de conduzir sua assistência sem base científica atualizada e, até mesmo, sem levar em consideração os desejos e o consentimento da mulher (Fleury-Teixeira; Meneghel, 2015).

Apesar de esse termo ter sido esclarecido em 2015, como descrevemos, muitos trabalhos apontam a necessidade de manter ações educativas sobre as vias de nascimento e os tipos de violência, bem como combatê-las e denunciá-las para familiares, mulheres e comunidade, a fim de que as exigências por uma assistência segura e respeitosa também possam partir da população (Souto et al., 2022).

Atualmente, mulheres, gestantes, bebês, famílias e profissionais da assistência obstétrica são apoiados por entidades como a OMS, a Organização Pan-Americana da Saúde (Opas), o Ministério da Saúde, entre outras, para promover saúde e humanização durante a gestação, no momento do parto e durante o puerpério.

Desde 2011, quando a Rede Cegonha foi criada, o Ministério da Saúde reforça recomendações da prática assistencial para favorecer uma experiência de parto positivo.

Preocupados com o modelo da assistência obstétrica, apresentaremos, nas seções a seguir, preceitos da assistência humanizada e da prática assistencial baseada nas mais atualizadas evidências científicas.

## 5.4 Boas práticas de assistência ao parto

Desde 1996, a OMS recomenda algumas práticas a serem desenvolvidas durante a assistência ao nascimento. Essas práticas visam ao retorno do protagonismo da mulher e de uma experiência positiva no parto.

Em 2018, essas recomendações foram atualizadas, todas apoiadas por grau de evidências científicas, em sua maioria, de categoria A. No Quadro 5.1, a seguir, listamos algumas delas.

Quadro 5.1 – Recomendações da OMS para uma experiência positiva no parto

| Categoria | Recomendação |
|---|---|
| Cuidado geral na assistência ao parto | ◆ Manter respeito, dignidade e privacidade da parturiente.<br>◆ Possibilitar a presença de pelo menos um acompanhante de livre escolha.<br>◆ Garantir a ausência de danos físicos e emocionais, bem como o direito de escolha informada.<br>◆ Garantir acompanhamento contínuo durante o trabalho de parto e o parto.<br>◆ Garantir cuidados adequados diante de diferenças culturais. |
| Primeiro estágio do trabalho de parto | ◆ Não utilizar ocitocina EV a fim de acelerar a dilatação cervical de maneira rotineira.<br>◆ Procurar internar a parturiente em fase ativa de trabalho de parto, evitando-se o internamento precoce.<br>◆ Garantir ausculta fetal a 30 minutos em fase ativa de trabalho de parto. |

(continua)

(Quadro 5.1 - conclusão)

| Categoria | Recomendação |
|---|---|
| Primeiro estágio do trabalho de parto | • Avaliar digital do colo uterino em intervalos de 4h, lembrando-se de restringir os toques vaginais, principalmente em casos de ruptura prematura das membranas.<br>• Não se recomenda o toque vaginal realizado por diferentes profissionais na mesma mulher.<br>• Utilizar técnicas não farmacológicas que auxiliam no alívio da dor, com, música, massagens, imersão na água quente, respiração, entre outras.<br>• Para parturientes de baixo risco, recomenda-se a ingesta hídrica e alimentação durante o trabalho de parto.<br>• Para parturientes de baixo risco, recomenda-se a livre deambulação e posturas eretas; o profissional deverá estimular e apoiar a escolha da mulher.<br>• Não se recomenda o uso rotineiro de amniotomia, principalmente na tentativa de diminuir o tempo do trabalho de parto. |
| Segundo estágio do trabalho de parto | • Recomenda-se a definição do segundo estágio do trabalho de parto, o período da dilatação total somado à vontade involuntária de empurrar, como resultado das contrações uterinas.<br>• Recomenda-se fortemente encorajar a parturiente a adotar posições verticalizadas neste estágio, porém não de maneira obrigatória ou autoritária.<br>• Não se recomendam puxos dirigidos, a mulher necessita de uma equipe tranquila e segura que se lembre de que quem está no controle é a mulher, é ela que expressará o momento de empurrar.<br>• Não se recomenda a prática rotineira da episiotomia. E se tal prática for realizada, primeiramente deve ser consentida pela parturiente e a analgesia local deve ser realizada.<br>• Não se recomenda o uso da manobra Kristeller (pressão no fundo uterino).<br>• Recomenda-se o uso da ocitocina IM 10UI para prevenção de hemorragia pós-parto. |

Fonte: Elaborado com base em WHO, 2018.

Todas as mulheres são merecedoras de um acompanhamento seguro e respeitoso durante seu processo de trabalho de parto. Parturientes que têm acesso a métodos não farmacológicos de alívio a dor, acompanhante, alimentação, hidratação, apoio emocional, sendo ouvida e assistida em seus medos e desejos, terá muito mais chances de uma experiência positiva no parto, bem como sofrerá menos intervenções desnecessárias, como cesarianas e partos instrumentalizados (Nascimento et al., 2022).

Nesse contexto, reforçamos, mais uma vez, a importância da enfermagem obstétrica, visto seu grande potencial de mudança no cenário obstétrico. A assistência da enfermagem obstétrica está diretamente ligada a menos intervenções desnecessárias, mais informação e mais educação em saúde, por estar mais próxima à mulher, apta a atender partos de risco habitual e identificar intercorrências (Cruz, 2023).

## 5.5 Estática fetal

Nesta seção, trataremos das relações entre o feto, a pelve e o útero materno.

Chamamos de *situação fetal* a relação entre o maior eixo da mãe e do feto e utilizamos o termo *situação longitudinal* quando os eixos coincidem, por exemplo, quando a cabeça está para baixo e a nádega para cima, e o termo *situação transversa* quando os eixos não coincidem, por exemplo, quando o feto está "atravessado" (Knobel et al., 2022).

A apresentação fetal diz respeito à região fetal que está mais próxima da pelve materna (parte do corpo que nascerá primeiro). Assim, chamamos de *apresentação cefálica* quando o feto está com a cabeça para baixo e de *apresentação pélvica* quando o feto está com a cabeça para cima e, portanto, nascerá de nádegas (Knobel et al., 2022).

A posição fetal refere se o dorso fetal está localizado à direita ou à esquerda em relação à mãe. A todo momento, o feto pode variar essa posição, até mesmo no momento do parto, o que chamamos de *variedade de posição* (Knobel et al., 2022). Observe a Figura 5.1, que ilustra alguns exemplos de estática fetal.

Figura 5.1 – Situação, apresentação e posição do feto

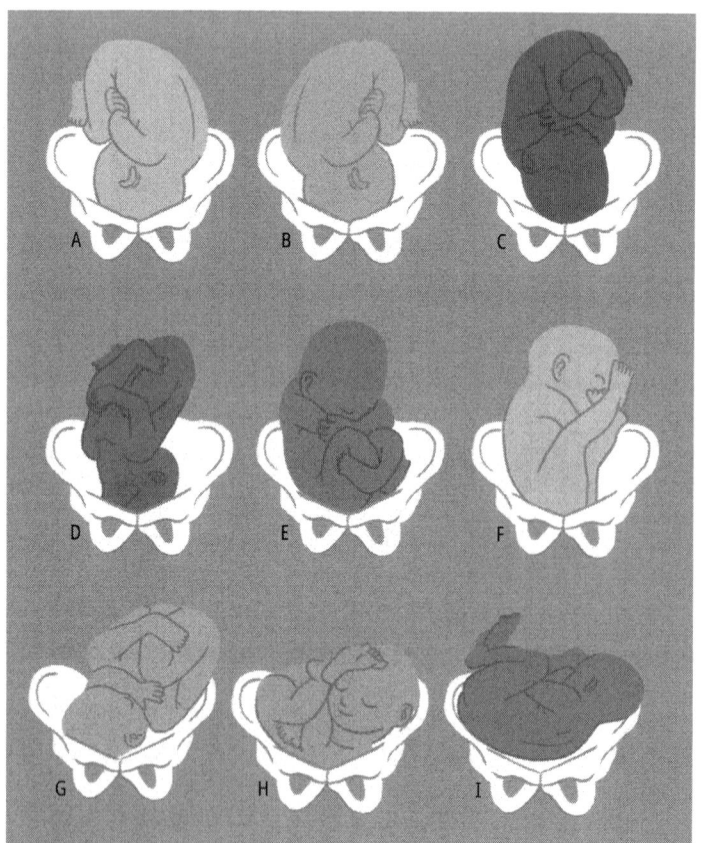

A posição A ilustra uma situação longitudinal, com apresentação cefálica, de vértice, e posição occípito-esquerda-anterior (OEA); a posição B ilustra uma situação longitudinal, com apresentação cefálica, de vértice, e posição occípito-direita-anterior (ODA); a posição C ilustra uma situação longitudinal, com apresentação cefálica, de vértice, e posição occípito-direita-posterior (ODP); a posição D ilustra uma situação longitudinal, com apresentação cefálica, de fronte, e posição nasodireita-anterior (NDA); a posição E ilustra uma situação longitudinal, com apresentação pélvica completa (pelvipodálica), e posição sacro-direita-posterior (SDP); a posição F ilustra uma situação longitudinal, apresentação pélvica incompleta (modo de nádegas), e posição sacro-direita-posterior (SDP); a posição G ilustra uma situação oblíqua; a posição H ilustra uma situação transversa, apresentação córmica, e posição acromio esquerda-posterior (AEP); e a posição I ilustra uma situação transversa, apresentação córmica e posição acromio-direita-anterior (ADA).

## 5.6 Estágios do trabalho de parto e do parto

Acreditamos que estar no ambiente de parto requer atenção técnica, acolhimento, respaldo científico e respeito, não existe ambiente saudável sem esses preceitos e não há humanização se não considerarmos a mulher como centro do cuidado, potencializando seu protagonismo para parir, respeitando seus medos e legitimando possíveis traumas.

Quando abordamos intercorrências obstétricas no Capítulo 4, afirmamos que a maior parte das mortes maternas é evitável, e essa afirmação abrange a assistência ao trabalho de parto, ao parto e ao pós-parto. A assistência qualificada nos momentos do trabalho de parto, do parto e do pós-parto é imprescindível, pois melhora os resultados maternos e perinatais, tanto do ponto de vista físico quanto emocional. É fundamental saber definir os estágios do trabalho de parto e estar atento a urgências e emergências (Fransen et al., 2020).

Podemos considerar três estágios na assistência ao nascimento, ou três fases clínicas do parto, em que são analisados três fatores principais: no primeiro estágio, analisa-se a dilatação; no segundo estágio, a expulsão; no terceiro estágio, o secundamento ou a dequitação placentária. Vale destacar que também é importante manter a atenção no período da primeira hora após a saída da placenta, já que é um momento que pode apresentar riscos maternos relevantes (Amorim; Katz; Rezende Filho, 2022).

A seguir, abordaremos os estágios do trabalho de parto e suas considerações.

## 5.6.1 Primeiro estágio: fase latente e dilatação da cérvice uterina

As contrações uterinas estão presentes em todo o período da gestação, porém são quase imperceptíveis até a 30ª semana gestacional. Basicamente, a partir do terceiro trimestre, é possível sentir o endurecimento da barriga, porém sem dor e sem ritmo. Chamamos essas contrações de *Braxton-Hicks* ou *contrações de treinamento* (Amorim; Katz; Rezende Filho, 2022).

A partir da 36ª semana gestacional, as contrações de treinamento apresentam-se mais frequentes e, com o passar das semanas, pode acontecer o início do trabalho de parto (Montenegro; Rezende Filho, 2017).

A fase latente é caracterizada pelas contrações sem ritmo, com longos intervalos entre uma e outra. O tempo de cada contração pode variar de 30 a 50 segundos e, geralmente, é a fase mais longa do trabalho de parto (Amorim; Katz; Rezende Filho, 2022). Nessa fase, pode ocorrer a saída do tampão mucoso, uma secreção localizada na cérvice uterina, de aspecto pegajoso e coloração variada, podendo ser esbranquiçada ou até mesmo apresentar estrias de sangue. A dilatação cervical (abertura do colo uterino) pode estar entre 0 e 4 cm. Essa é a fase de preparação do colo uterino. Além da dilatação, são necessários o amolecimento e o afinamento do colo uterino e que ele se apresente no eixo central da vagina (Amorim; Katz; Rezende Filho, 2022).

Nesse momento, a mulher, geralmente, apresenta-se confiante, animada, falante, ativa e consegue se alimentar. É importante lembrar que, durante esse período, ela deve economizar energia e tentar relaxar quando não tiver contrações. Se estiver acontecendo durante o dia, devemos lembrá-la de que esse processo pode durar algumas horas e que ela pode seguir com seus afazeres tranquilamente (WHO, 2018).

O Ministério da Saúde preconiza que toda a parturiente deve estar orientada quanto ao processo de trabalho de parto e que o tempo é variável de mulher para mulher, portanto é importante evitar estabelecer regras sobre tempo e progresso de dilatação (Brasil, 2022a).

Em fase latente, o colo do útero pode atingir 5 cm de dilatação, por meio de contrações irregulares, e, em média, dentro do período de 10 horas nas multíparas e 12 horas nas nulíparas. Vale lembrar, porém, que essa é uma média, não uma regra, além de que já entendemos que a parturiente pode não entrar em um padrão de evolução de dilatação, ou seja, 1 cm a cada uma hora (Brasil, 2022a).

A recomendação é que as parturientes internem-se nos serviços de assistência ao parto na fase ativa de trabalho de parto, evitando, assim, condutas desnecessárias, como toques vaginais em excesso, uso de ocitocina, maior necessidade de ocitocina, realização de cesariana fora dos critérios reais e maior tempo de trabalho de parto (Amorim; Katz; Rezende Filho, 2022).

Figura 5.2 – Demonstração do exame digital vaginal e dilatação da cérvice uterina

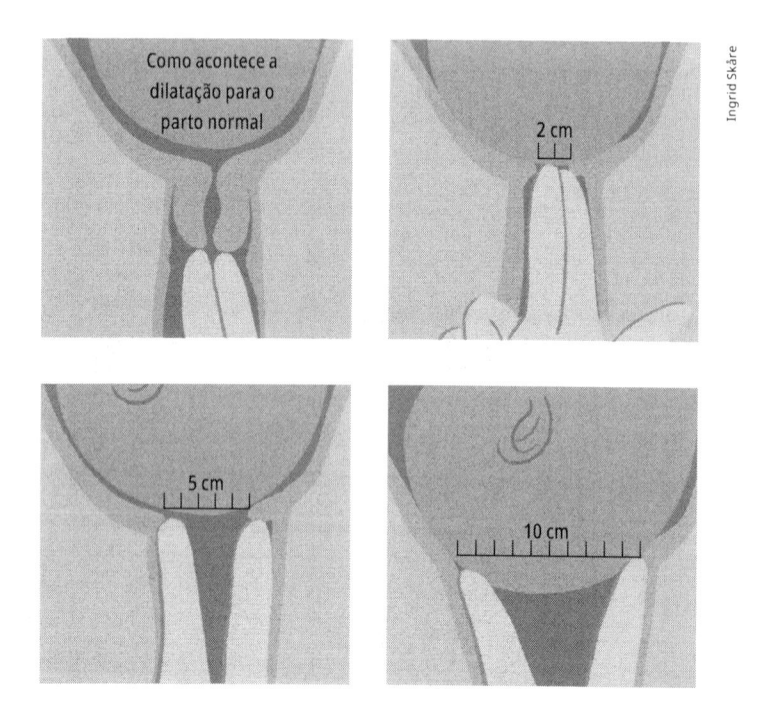

Quando as contrações se apresentam mais frequentes, criando um padrão no ritmo, duração maior ou igual a 40 segundos e dilatação cervical de 5 cm ou mais, consideramos o momento como fase ativa do trabalho de parto (Amorim; Katz; Rezende Filho, 2022).

A fase ativa é intensa e as contrações são mais doloridas. A mulher pode sentir pressão no reto, pois acontecerá a descida fetal, e ficar introspectiva, concentrando-se a cada contração, momento em que pode sentir medo ou desejo de desistir (Balaskas, 2015).

Cerca de 80% das gestantes apresentam a ruptura espontânea das membranas amnióticas (amniorexe) nessa fase, justamente pela pressão das contrações e pelo posicionamento do polo cefálico na cérvice uterina (Amorim; Katz; Rezende Filho, 2022). Quando a ruptura das membranas acontece antes do trabalho de parto, estima-se que 60% das gestantes entrarão em trabalho de parto antes de completar 24 horas de bolsa rota – como visto no capítulo anterior (Amorim; Katz; Rezende Filho, 2022).

Figura 5.3 – Ilustração da dilatação do colo uterino

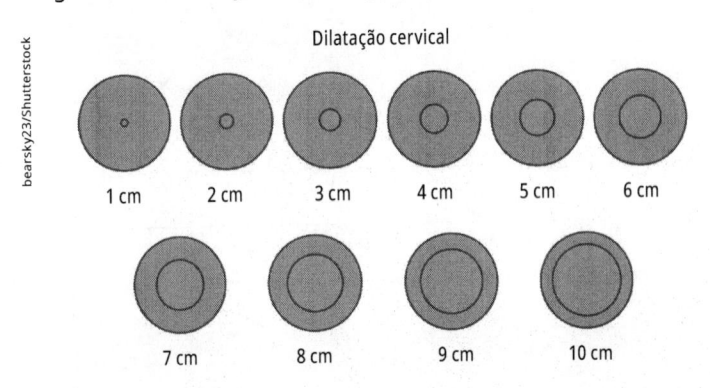

Dilatação cervical

1 cm  2 cm  3 cm  4 cm  5 cm  6 cm

7 cm  8 cm  9 cm  10 cm

bearsky23/Shutterstock

Para parturientes que não apresentem contraindicações, cabe à equipe estimular, durante a fase ativa, livre deambulação, posições verticais e prestar auxílio com medidas não farmacológicas para o alívio da dor, a fim de ajudar na progressão do trabalho de parto e da descida fetal. Alimentação e, principalmente, ingestão de líquidos devem ser encorajadas, pois mãe e bebê precisam de energia para continuar o processo de trabalho de parto e o parto (Brasil, 2022a).

O toque vaginal a cada quatro horas é o intervalo aceito diante das evidências científicas. Não há estudos que comprovem a eficácia do toque vaginal a cada uma hora, pelo contrário, tal conduta pode trazer desconforto desnecessário para a parturiente durante o trabalho de parto e maiores chances de indicações de intervenções desnecessárias para "acelerar" o trabalho de parto (WHO, 2018).

Para gestações de risco habitual, o Ministério da Saúde recomenda a ausculta fetal a cada hora, bem como avaliação da dinâmica uterina (em um período de dez minutos, quantas contrações a parturiente apresenta e quanto tempo elas duram). Os sinais vitais da parturiente também devem ser avaliados, assim como queixas, sinais objetivos e subjetivos relacionados ao processo de parturição – todos os dados devem ser devidamente anotados em prontuário (Brasil, 2022c).

## 5.6.2 Segundo estágio: período expulsivo

Após o colo uterino atingir 10 cm de dilatação, haverá espaço para a progressão do polo cefálico fetal, e as contrações chegarão a durar pouco mais de um minuto, com intervalos curtos, para que haja tempo suficiente na descida (Amorim; Katz; Rezende Filho, 2022).

Figura 5.4 – Demonstração da dilatação do colo uterino relacionado à progressão fetal

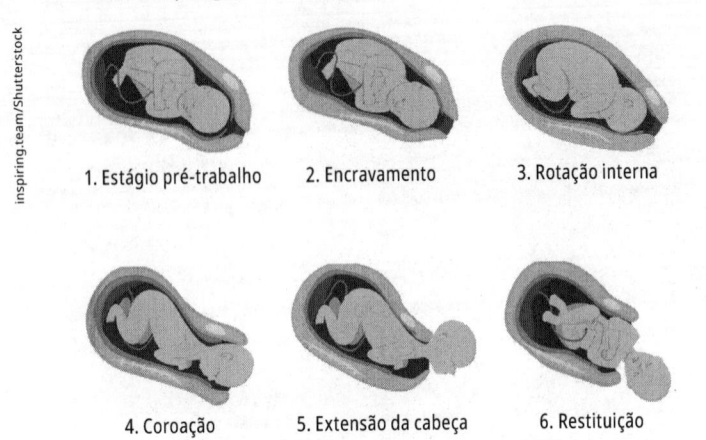

1. Estágio pré-trabalho
2. Encravamento
3. Rotação interna
4. Coroação
5. Extensão da cabeça
6. Restituição

Consideramos período expulsivo quando a mulher sente vontade de empurrar de maneira involuntária até o completo nascimento. Muitas vezes, inconscientemente, a parturiente posiciona-se de modo a ficar mais cômoda e facilitar a progressão do parto (WHO, 2018). Nessa fase, logo será possível visualizar a abertura da vulva e o polo cefálico, momento em que as contrações permanecem intensas, porém tomam distância umas das outras, justamente para ofertar o tempo suficiente de descanso, assim, a mulher regulariza sua respiração e se prepara para a próxima contração. Ela permanece assim até a saída fetal (Amorim; Katz; Rezende Filho, 2022).

Figura 5.5 – Visualização do polo cefálico em vulva

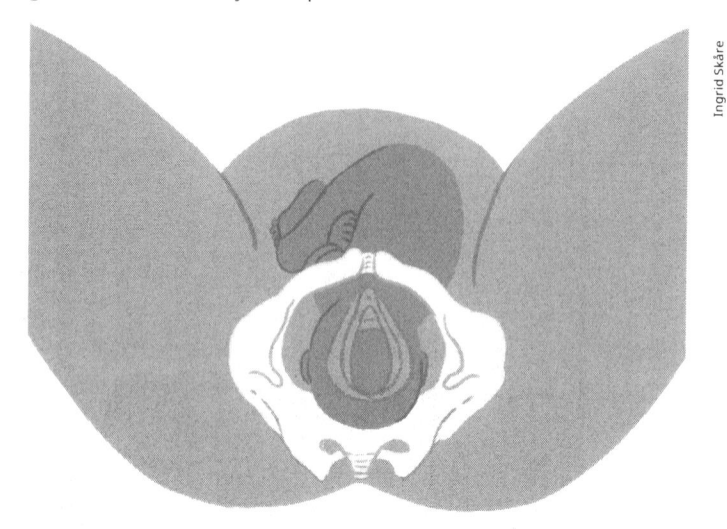

Estima-se que o período expulsivo com puxos presentes pode durar duas horas para nulíparas e três horas para multíparas, estas sem analgesia. Para esse momento, o Ministério da Saúde orienta a não realizar puxos dirigidos e encorajar posições verticalizadas e avaliar a monitoração fetal mais frequentemente, bem como medidas de conforto e alívio da dor também serão muito bem-vindas (Brasil, 2022a).

**Importante!**

Progressivamente, tem sido reforçado que a utilização da episiotomia de rotina no segundo período do trabalho de parto não traz benefícios para a assistência ao parto, não está associada a melhores desfechos neonatais e não diminui o tempo do período expulsivo; pelo contrário, estudos apontam que a episiotomia está associada a maiores traumas perineais e chances de infecção puerperal, bem como dor por tempo prolongado (Amorim; Katz; Rezende Filho, 2022).

Para conduta ativa após desprendimento do ombro anterior, administrar ocitocina intramuscular (IM) 10 UI a fim de prevenir hemorragia pós-parto em todas as puérperas (Opas, 2018).

A tricotomia pubiana, a realização de enema (lavagem intestinal) e a manobra de Kristeller são assistências desnecessárias e não encorajadas no trabalho de parto e no parto por causarem danos tanto maternos quanto fetais (WHO, 2018).

### 5.6.3 Terceiro estágio: dequitação da placenta

Após a saída do bebê, o útero se mantém contraindo para fechar os vasos sanguíneos que irrigavam a placenta e, desse modo, diminuir o sangramento uterino. As contrações também auxiliam a saída da placenta, processo nomeado *secundamento*, *desprendimento* ou *dequitação placentária* (Amorim; Katz; Rezende Filho, 2022).

Existem dois mecanismos de descolamento placentário: (1) o mecanismo de Baudelocque-Schultze, encontrado em 75% das dequitações, que ocorre quando a placenta está inserida na parte superior do útero – na saída, primeiramente, veremos toda a parte fetal; e (2) o mecanismo Baudelocque-Duncan, que ocorre em 25% das dequitações, quando a placenta encontra-se inserida na parede lateral do útero, começando, assim, seu desprendimento pela borda inferior – na saída, veremos parte da face materna (Amorim; Katz; Rezende Filho, 2022).

A Figura 5.6 ilustra os dois mecanismos: na parte superior, vemos o mecanismo de Baudelocque-Schultze e, na parte inferior, o mecanismo de Baudelocque-Duncan.

Figura 5.6 – Dequitação placentária

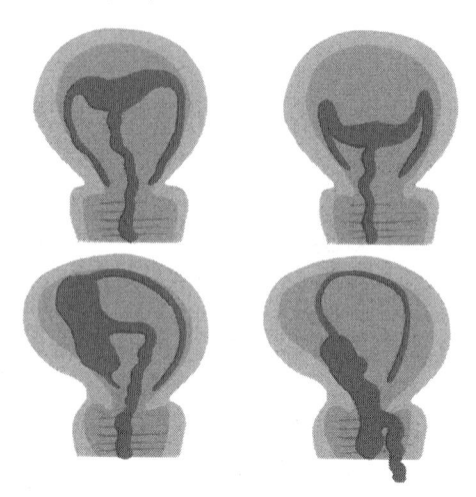

Ressaltamos que, após o desprendimento da placenta, é importante se manter atento aos sinais vitais maternos, à involução uterina e a sangramentos, de modo a trazer conforto (para que mãe e bebês possam se conhecer) e incentivar a amamentação ainda na primeira hora de vida (WHO, 2018).

A hemorragia pós-parto é uma das principais intercorrências durante o período puerperal, cujas principais causas são atonia uterina, lacerações, inversão uterina, hematomas, retenção placentária e fatores de coagulação. Para essa situação, o profissional de saúde deve estar preparado e atualizado a fim de agir de maneira segura e eficaz (Opas, 2018).

## 5.7 Cesariana

A cesariana, ou cesárea, é uma incisão cirúrgica feita nas paredes abdominal e uterina para extrair o feto no momento de complicações maternas ou neonatais. Ela se popularizou no Brasil a partir da década de 1970 e tem tomado proporções preocupantes, já que altas taxas desse procedimento não melhoram índices de mortalidade materna, perinatal ou neonatal (Pereira; Braga; Rezende Filho, 2022).

Entre as indicações reais para cesariana estão cicatriz uterina prévia corporal, prolapso de cordão, descolamento prematuro de placenta com feto vivo, placenta prévia parcial ou total, apresentação fetal córmica ou transversa durante o trabalho de parto, ruptura de vasa previa, herpes genital com lesão ativa no momento do trabalho de parto, morte materna e acretismo placentário (Trapani Junior; Faust; Trapani, 2018).

As demais indicações, relativas ou eletivas, devem ser avaliadas considerando a singularidade de cada trabalho de parto e as expectativas de cada gestante. A conduta a ser tomada durante a gestação, o trabalho de parto e o parto deve ser discutida com a gestante, bem como as indicações de cesariana devem ser conversadas e concedidas nesses casos (Pereira; Braga; Rezende Filho, 2022).

O desafio na assistência é encontrar o equilíbrio dos números de nascimento acontecidos via cesariana e a necessidade de acesso a esse procedimento de maneira segura, pois sua realização pode salvar a vida de muitas mulheres e bebês quando bem indicada. Porém, hoje, o que vemos em muitos países são indicações sem embasamento científico e interferência de questões culturais, como medo do trabalho de parto pautado em muitos tabus e mitos ainda não esclarecidos (Betran et al., 2021).

A OMS recomenda, enfaticamente, a educação em saúde durante o pré-natal, envolvendo as mulheres e seus acompanhantes e desmitificando medos e preocupações sobre o parto que possam estar presentes (WHO, 2018). Nesse sentido, o vínculo com a equipe de saúde possibilita uma construção de rede de apoio, de modo que gestante e seus familiares sintam-se seguros em sua escolha (Betran et al., 2021).

## 5.8 Assistência de enfermagem ao recém-nascido de termo saudável

Como já afirmava o saudoso pediatra Frédérick Leboyer (2017, p. 153), "para que o recém-nascido não sinta medo, é preciso revelar-lhe o mundo lentamente, de forma progressiva. Não oferecer mais sensações novas do que ele possa suportar, assimilar".

A experiência positiva no nascimento é importante não apenas para a mãe, mas também para seu bebê. Bebês que nascem de maneira respeitosa e em um ambiente acolhedor possibilitam o clampeamento em tempo oportuno, favorável ao contato pele a pele imediato e ininterrupto na primeira hora de vida, para que não lhe sejam ofertadas intervenções desnecessárias. Esses bebês terão também benefícios de saúde a curto e longo prazos (Fiocruz; IFF, 2019).

Essas práticas descritas favorecem o vínculo materno e podem, inclusive, diminuir as taxas de mortes maternas e neonatais, visto que a vulnerabilidade de ambos é aumentada nas primeiras 24 horas pós-nascimento (Fiocruz; IFF, 2019).

Neste momento, abordaremos os cuidados dedicados ao recém-nascido de termo (nascimento a partir de 37 semanas) e de baixo risco, isto é, sem comorbidades.

Após o nascimento, o bebê que se apresentar ativo e reativo pode ser colocado, pelo profissional de saúde, sobre o abdômen materno, para secá-lo e protegê-lo do frio. Em muitos momentos, já foi discutido quando seria ideal o momento do clampeamento do cordão umbilical e, atualmente, já sabemos que o ideal é após a parada das pulsações do cordão, aproximadamente três minutos depois do nascimento (Amorim; Katz; Rezende Filho, 2022).

Esse tempo é importante para o recém-nascido porque, quando as pulsações estão presentes, o fluxo sanguíneo para o bebê permanece transportando grande número de hemácias, favorecendo, portanto, o volume adequado de sangue e de reserva de ferro no nascimento; em longo prazo, melhora o estado hematológico dos 2 aos 4 meses de vida e a reserva de ferro até os 6 primeiros meses de vida. Para a mãe, também existe benefício, pois ela poderá diminuir o tempo da dequitação da placenta, visto que houve uma "drenagem" dela (Brasil, 2012).

Após clampeamento do cordão, é recomendado que bebê e mãe permaneçam juntos em contato pele a pele por um período mínimo de uma hora; cuidados com o recém-nascido, como pesagem, mensuração, aplicação da vacina contra hepatite B e de vitamina K, avaliação física, banho, podem ser postergados (WHO, 2018).

O contato pele a pele promove, ao lactente, regulação térmica, estabilização das frequências respiratória e cardíaca, além de favorecer a amamentação na primeira hora de vida. Estudos já demonstraram efeitos positivos no tempo de duração do aleitamento materno, além de maior vínculo materno e liberação de hormônios importantes, como a ocitocina e a endorfina (Vilela, 2019).

É fundamental o entendimento e a sensibilização da equipe multiprofissional durante todo o atendimento, considerando-se que o nascimento não é um evento mecânico, e sim um momento único na vida de cada mulher, de cada bebê e de cada família. Cabe ao profissional de saúde, portanto, favorecer esse processo (Carmo; Lima, 2022).

Devemos lembrar que, quando nasce um bebê, nasce uma nova vida, uma nova mulher e uma nova família. Precisamos urgentemente de sensibilização diante desse momento, pois somente assim haverá a oportunidade de ver uma geração diferente, uma geração de adultos que nasceram de maneira digna e respeitosa, que não mais levarão adiante mitos e tabus sobre o parto normal e entenderão que, quando bem utilizada, a ciência está a nosso favor.

## Para saber mais

Existem várias obras e produções que oferecem *insights* valiosos sobre o trabalho de parto e o parto, desde documentários informativos até obras de ficção que retratam a experiência de maneira realista. Explorar uma variedade de fontes pode oferecer uma perspectiva mais ampla e enriquecedora sobre o assunto, permitindo que as pessoas se preparem melhor para essa experiência transformadora. A seguir, estão algumas sugestões.

Este livro explora o processo de parto de uma perspectiva antropológica, cultural e biológica, oferecendo uma visão holística e empoderada do nascimento.

OLZA, I. **Parir**: el poder del parto. Barcelona: Vergara, 2024.

Ina May Gaskin é uma parteira renomada que compartilha histórias de parto inspiradoras e oferece conselhos práticos para mulheres que desejam um parto natural e sem intervenções.

GASKIN, I. M. **Ina May's Guide to Childbirth**. New York: Bantam Books, 2019.

Este livro combina técnicas de arte, meditação e visualização para ajudar as mulheres a se prepararem emocionalmente e fisicamente para o parto.

ENGLAND, P.; HOROWITZ, R. Birthing from Within: An Extra-Ordinary Guide to Childbirth Preparation. Chicago: Partera Press, 1998.

Este documentário explora o sistema de saúde obstétrica nos Estados Unidos e destaca alternativas ao parto hospitalar, como o parto em casa e em centros de parto.

THE BUSINESS of Being Born. Direção: Ricki Lake e Abby Epstein. Canadá: Entertainment One, 2008. 1h25min.

Este documentário segue a vida e o trabalho de Ina May Gaskin e as parteiras da comunidade The Farm, oferecendo uma visão íntima do parto natural.

BIRTH Story: Ina May Gaskin and The Farm Midwives. Direção: Mary Wigmore e Sara Lamm. EUA: Filmmakers Library, 2012. 1h35min.

Esta série britânica retrata a vida de parteiras na Londres dos anos 1950 e 1960, destacando os desafios e a beleza do trabalho de parto e do parto.

CALL The Midwife. Criação: Heidi Thomas. Reino Unido: BBC One, 2012. Série.

Este filme documentário acompanha o desenvolvimento fetal desde a concepção até o nascimento, oferecendo uma compreensão visual e detalhada do processo de parto.

## Síntese

Neste capítulo, tratamos das evidências científicas da atenção humanizada ao parto e ao nascimento, bem como situações de violência obstétrica e quais as boas práticas de assistência ao parto. Vimos que estar no ambiente de parto requer atenção técnica, acolhimento, respaldo científico e respeito, colocando a mulher como centro do cuidado, potencializando seu protagonismo para parir, respeitando seus medos e legitimando possíveis traumas.

## Questões para revisão

1.  A estática fetal é um dos sinônimos de relação útero-fetal, ou seja, é a forma espacial em que o útero e a bacia maternos e o produto conceptual se relacionam. Observe a Figura A e assinale a alternativa correta com relação à estática fetal:

Figura A – Situação do feto no momento do parto

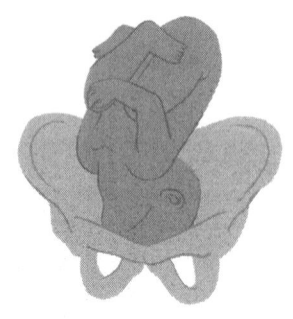

Ingrid Skåre

Fonte: Montenegro; Rezende Filho, 2017, p. 254.

   a) Situação longitudinal, apresentação cefálica de bregma e posição nasodireita-posterior (NDP).
   b) Situação longitudinal, apresentação cefálica de fronte, posição nasodireita-anterior (NDA).

c) Situação cefálica, apresentação longitudinal e posição nasodireita-anterior.
d) Situação cefálica, apresentação defletida e posição anterior.
e) Situação longitudinal, apresentação cefálica e posição fletida.

2. Assinale a alternativa correta sobre conceitos e práticas assistenciais durante o período de trabalho de parto, do parto em si e do pós-parto:
   a) O período expulsivo é considerado quando a dilatação está completa e se encerra com a saída do feto. Nesse momento, o profissional de saúde deve solicitar à parturiente que realize forças longas sem soltar, técnica conhecida como *manobra de Valsalva*.
   b) A fase latente é considerada o fim do pré-parto e início do trabalho de parto, quando as contrações uterinas, embora rítmicas, não determinam ainda a dilatação progressiva do colo. Orienta-se o internamento da parturiente nessa fase para conduta ativa do profissional de saúde.
   c) O secundamento, ou terceiro período do parto, caracteriza-se pela dequitação, descida e expulsão da placenta e de seus anexos para fora das vias genitais.
   d) A fase de expulsão, ou segundo período do parto, tem início com as contrações uterinas rítmicas, que começam a modificar ativamente a cérvice e terminam quando a sua ampliação está completa.
   e) Estudos recentes recomendam que o momento adequado para abertura do partograma é com 4 cm de dilatação, havendo a necessidade de avaliação cervical a cada duas horas.

3. Assinale a alternativa correta sobre a ruptura das membranas ovulares:
   a) *Amniorexe* é o nome empregado ao processo mecânico de ruptura das membranas ovulares realizado pelo profissional de saúde.
   b) Cerca de 20% das parturientes terão as membranas ovulares íntegras durante o trabalho de parto, visto que existe a necessidade da ruptura para desencadear o início do trabalho de parto.
   c) A ruptura das membranas é considerada prematura quando ocorre na ausência do trabalho de parto.
   d) A amniotomia é representada pela ruptura espontânea das membranas ovulares.
   e) A descida fetal no período expulsivo acontecerá necessariamente após a ruptura das membranas ovulares, pois elas impedem a progressão fetal no canal vaginal.

4. Qual o momento do trabalho de parto caracterizado por contrações uterinas dolorosas e regulares, substancial apagamento cervical e dilatação cervical mais rápida, acima de 5 cm?

5. As contrações de Braxton Hicks são responsáveis pela dilatação e pelo apagamento progressivo do colo. Essa afirmação é verdadeira ou falsa? Justifique sua resposta.

# Questão para reflexão

1. Considere a seguinte situação:

> M. O. S., 30 anos, segunda gestação, primeiro filho nasceu de cesariana, pois, segundo a paciente, na época, ela tinha muito medo do parto e optou pela cirurgia. Hoje, com mais informações, ela deseja o processo de trabalho de parto. A gestante é internada com 6 cm de dilatação, contrações rítmicas e intensas, membranas amnióticas íntegras, feto cefálico com dorso à esquerda, batimentos cardiofetais em 133 bpm.

Considerando o exposto, qual seria sua conduta ao receber a paciente no centro obstétrico?

## Capítulo 6
# Puerpério e amamentação

Cibele Domingues Prado da Luz

## Conteúdos do capítulo:

- Conceitos básicos de puerpério e aleitamento materno.
- Características de puerpério.
- Influências do aleitamento materno na saúde psíquica da mulher.

## Após o estudo deste capítulo, você será capaz de:

- identificar as condições de saúde mental materna;
- identificar situações que estejam fora da normalidade esperada no pós-parto;
- promover, proteger e apoiar a prática do aleitamento materno.

Diante de tantas alterações, é importante trabalhar a reorganização social e a adaptação da mulher a um novo papel, o que aumenta consideravelmente sua responsabilidade. Nesse contexto, na fase pós-parto, podem surgir alguns sintomas de origem emocional, inclusive depressivos.

## 6.1 Puerpério, *blues* puerperal e depressão

O puerpério abrange o período que se inicia logo após o nascimento do bebê e a dequitação da placenta e vai até a primeira ovulação seguida da menstruação. Esse período pode ter uma duração variável, especialmente pelo processo de aleitamento materno exclusivo, que bloqueia a ovulação. Nessa fase, a puérpera encontra-se em um estado de vulnerabilidade psíquica.

Esse momento permite que as mães se conectem intensamente com o recém-nascido, em uma adaptação ao contato com ele e entendendo suas necessidades básicas. Em geral, essa conexão acontece de modo não verbal.

Além disso, é importante lembrar que a chegada do bebê desperta medos, ansiedades e angústias. Nessa etapa da vida, a mulher não apenas se percebe em um corpo diferente do original, mas também posterga suas próprias necessidades em detrimento das necessidades do bebê.

No campo da sexualidade, as alterações também são significativas, uma vez que há necessidade de reorganizar e redirecionar o desejo sexual, levando-se em conta as exigências do bebê e as mudanças físicas decorrentes do parto e da amamentação (Brasil, 2012).

A labilidade emocional que ocorre comumente em cerca de 40 a 85% das puérperas é denominada *baby blues*. Essa condição de labilidade emocional é mais frequente em mulheres sem apoio familiar. Os sintomas mais comuns aparecem nos primeiros 10 dias após o parto: episódios de choro, irritabilidade, confusão e ansiedade, podendo haver exaltação. Geralmente, essa sintomatologia não interfere nas atividades diárias, principalmente nos cuidados com o recém-nascido ou na vida social. Também raramente será necessário apoio com intervenção terapêutica. O mais importante é o apoio dos familiares e um suporte emocional de escuta, sem julgamento. Se esses sintomas, entretanto, persistirem por mais tempo, há um risco de evolução para formas mais graves de transtornos do humor, como a depressão pós-parto.

A depressão puerperal pode desencadear-se já nas primeiras quatro semanas pós-parto e é considerada um episódio de depressão maior – DSM-5. Com quadro clínico bem heterogêneo, sintomas de ansiedade são mais comuns nessa ocasião do que em outros momentos da vida da mulher. Sintomas de obsessão e de compulsão, bem como pensamentos de injúrias ao bebê, podem se manifestar, o que deve ser diferenciado da psicose pós-parto.

Segundo Souza et al. (2021), a prevalência da depressão puerperal varia de 12 a 20%. Primíparas são, particularmente, de alto risco para doenças mentais (depressão unipolar, distúrbio bipolar, esquizofrenia) nos primeiros três meses.

A prevalência não tem relação com fatores socioeconômicos, porém o curso da doença é favorecido em culturas em que há maior suporte familiar ou quando o apoio do companheiro é estimulado.

Quadro 6.1 – Critérios diagnósticos para depressão segundo o DSM-5 e a CID-10

| Depressão maior | Depressão grave |
|---|---|
| Pelo menos cinco sintomas presentes por, pelo menos, 2 semanas, a maior parte do tempo<br>• Humor deprimido<br>• Marcada diminuição de interesse ou prazer em todas ou na maioria das atividades<br>Outros sintomas:<br>▪ Perda substancial de peso sem dieta, ou ganho de peso, ou aumento ou diminuição do apetite<br>▪ Insônia ou hipersonia<br>▪ Agitação psicomotora ou lentidão<br>▪ Fadiga ou perda de energia<br>▪ Preocupação ou culpa excessiva ou inapropriada<br>▪ Diminuição da capacidade de pensar ou se concentrar, ou indecisão<br>▪ Pensamentos recorrentes de morte ou ideação suicida (com ou sem plano específico)<br>Os sintomas causam perturbação clinicamente significativa ou prejuízo social, ocupacional, ou em outras atividades importantes<br>Os sintomas não são causados por efeitos fisiológicos diretos de uma substância ou outra condição médica<br>A ocorrência de um episódio depressivo maior não é mais bem explicada por transtorno esquizoafetivo ou outro transtorno psicótico, e nunca houve um episódio maníaco ou hipomaníaco | Pelo menos sete sintomas, em geral presentes por pelo menos 2 semanas, com grave intensidade na maior parte do tempo<br>Todos os três sintomas-chave associados devem estar presentes:<br>• Tristeza ou rebaixamento do humor persistente<br>• Perda de interesse ou prazer<br>• Fadiga ou baixa energia<br>Pelo menos quatro sintomas associados devem estar presentes:<br>• Perturbações do sono<br>• Baixa concentração ou indecisão<br>• Baixa autoestima<br>• Redução ou aumento do apetite<br>• Pensamentos ou atitudes suicidas<br>• Agitação ou lentidão<br>• Culpa ou autopunição<br>• Incapacidade para continuar atividades sociais, laborais ou domésticas, exceto por tempo muito limitado |

(continua)

(Quadro 6.1 – conclusão)

| Depressão maior | Depressão grave |
|---|---|
| **Episódio depressivo com sintomas insuficientes** <br> Afeto deprimido e pelo menos um dos sintomas anteriores associado com perturbação ou prejuízo clinicamente significativos que persistem por pelo menos 2 semanas | **Depressão moderada** <br> Pelo menos dois sintomas-chave devem estar presentes |
| **Com início no periparto** <br> Início dos sintomas de humor acontece durante a gestação ou dentro de 4 semanas após o parto | **Depressão menor** <br> Pelo menos dois sintomas-chave e dois sintomas associados devem estar presentes, com nenhum deles em intensidade elevada |
| | **Com início no pós-parto** <br> Os sintomas começam dentro das 6 semanas após o parto |

Fonte: Souza et al., 2021, p. 240.

## 6.2 Importância do aleitamento materno

O aleitamento materno é a maneira mais adequada e segura de alimentação na primeira infância. O estabelecimento do processo de amamentação vai além do aspecto instintivo/biológico e tem determinantes socioculturais (Brasil, 2012).

O leite materno é o alimento mais completo e proporciona uma combinação específica de proteínas, lipídios, carboidratos, minerais, vitaminas, enzimas e células vivas. É um alimento completo espécie-específico, ou seja, cada mulher produz o leite ideal para seu bebê.

Além dos benefícios nutricionais e imunológicos, há também os psicológicos e econômicos, que são inquestionáveis e muito estudados na literatura.

A amamentação exclusiva é a medida isolada mais efetiva para a redução da mortalidade em crianças menores de cinco anos. Assim, o impacto na saúde e no desenvolvimento infantil, bem como para a família e para a sociedade, é incontestável. Em longo prazo, os efeitos na vida adulta são redução de risco de obesidade e de diabetes *mellitus*, melhor desenvolvimento cognitivo, índices pressóricos e de colesterol mais baixos.

Além da promoção de vínculo afetivo entre mãe e filho, as vantagens para a mulher que amamenta são proteção contra os cânceres de mama, de ovário e de útero, podendo também evitar nova gravidez, hipertensão, doença coronariana, obesidade, doença metabólica, osteoporose, depressão puerperal e recaída nos quadros de esclerose múltipla pós-parto.

O atraso na identificação de problemas relacionados à alimentação de bebês, para que recebam a assistência adequada, acarreta diminuição da produção de leite, aumento de despesas, estresse familiar e uma ampla gama de riscos no curto e no longo prazos para mãe e filho (Wilson-Clay; Hoover, 2022).

Educar a sociedade sobre a amamentação pode ampliar a consciência coletiva sobre os benefícios do leite humano e esclarecer mulheres para que decidam, com consciência e apoio, como nutrir seus filhos.

O fato de o choro do bebê, muito comumente, ser associado somente à fome, sobrecarrega a recém-mãe com a (falsa) ideia de que seu leite é fraco e, por isso, seu bebê chora, mas vale destacar que leite fraco não existe e que o choro é a única maneira que o bebê tem para se comunicar, expressar sua necessidade e manifestar qualquer desconforto, inclusive dor. A fome é uma das razões do choro, mas se o ambiente tiver tensão transmitida pelo adulto, pelo despreparo dos pais, o bebê pode reagir com mais choro ainda (Gimenez, 2021). A demanda de um bebê e seu comportamento estão relacionados a algumas variáveis, como experiências intrauterinas, vivências no parto, personalidade e sensibilidade. O choro é a forma de o bebê se comunicar com o mundo e a expressão do que está sentindo. Nos primeiros dias de vida, o bebê pode chorar por vários motivos: desconforto com o novo ambiente diferente do intrauterino, dor, roupa desconfortável, frio ou calor, sono, fome, sujo ou molhado, estar exposto a excesso de estímulo, insegurança ou falta de atenção etc.

É importante conhecer e utilizar as definições de aleitamento materno adotadas pela Organização Mundial da Saúde (OMS) e reconhecidas no mundo inteiro [...]. Assim, o aleitamento materno costuma ser classificado em:

- **Aleitamento materno exclusivo** – quando a criança recebe somente leite materno, direto da mama ou ordenhado, ou leite humano de outra fonte, sem outros líquidos ou sólidos, com exceção de gotas ou xaropes contendo vitaminas, sais de reidratação oral, suplementos minerais ou medicamentos.
- **Aleitamento materno predominante** – quando a criança recebe, além do leite materno, água ou bebidas à base de água (água adocicada, chás, infusões) sucos de frutas e fluidos rituais.
- **Aleitamento materno** – quando a criança recebe leite materno (direto da mama ou ordenhado), independente de receber ou não outros alimentos.

- **Aleitamento materno complementado** – quando a criança recebe, além do leite materno, qualquer alimento sólido ou semissólido com a finalidade de complementá-lo, e não de substituí-lo.
- **Aleitamento materno misto ou parcial** – quando a criança recebe leite materno e outros tipos de leite. (Brasil, 2015, p. 13)

> **Importante!**
>
> A OMS não reconhece na definição de aleitamos materno exclusivo os líquidos utilizados em determinadas religiões com a finalidade de cura (chamados *de fluidos rituais*). No entanto, o Ministério da Saúde considera esse uso em finalidades de cura em um contexto intercultural, a fim de valorizar as diversas práticas integrativas e complementares e apoiar essa inclusão na definição de aleitamento materno exclusivo, "desde que utilizados em volumes reduzidos, de forma a não concorrer com o leite materno" (Brasil, 2015, p. 13).

Com relação à duração da amamentação, orienta-se o aleitamento materno exclusivo até os seis meses de vida da criança e complementado até os dois anos ou mais (Brasil, 2015).

O aleitamento materno é tão importante que, mesmo durante a pandemia de covid-19, a recomendação da Organização Pan-Americana da Saúde (Opas, 2020, p. 1) era de que "a mãe e o bebê permaneçam juntos em alojamento conjunto durante o dia e à noite, e pratiquem o contato pele a pele, inclusive o método canguru, especialmente logo após o nascimento e enquanto estabelecem a amamentação, mesmo se elas ou os bebês tenham suspeita ou confirmação de COVID-19".

## 6.3 Técnica e início da amamentação

O recém-nascido apresenta o ato reflexo de sucção, mas ele precisa aprender a ordenhar o leite da mama com eficiência. Para isso, é necessária uma abertura ampla de sua boca e que ele abocanhe boa parte da aréola, proporcionando a formação de um vácuo na mama e mantendo todo o complexo areolar dentro da boca (Brasil, 2015).

A língua do bebê é responsável pela extração do leite materno, por meio do canolamento na aréola, que leva o leite até a faringe posterior e o esôfago e impulsiona o reflexo de deglutição. O ciclo correto de sucção por meio dos movimentos da língua e mandibulares (para baixo, para a frente, para cima e para trás) promovem o crescimento harmônico da face do bebê; durante a mamada, o bebê respira pelo nariz (Brasil, 2015).

Figura 6.1 – Momento da sucção do bebê

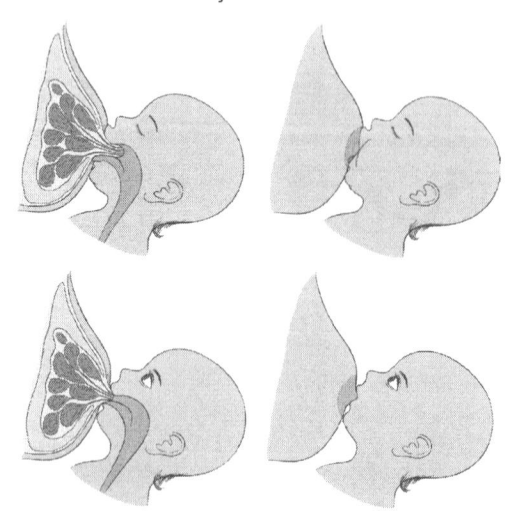

Para que a pega/sucção do complexo areolar seja adequada, a mamada, efetiva e traumas mamilares sejam evitados, o posicionamento do binômio mãe-bebê é muito importante. Confira, a seguir, a Figura 6.2, que ilustra algumas posições possíveis.

Figura 6.2 – Posição da mãe e do bebê

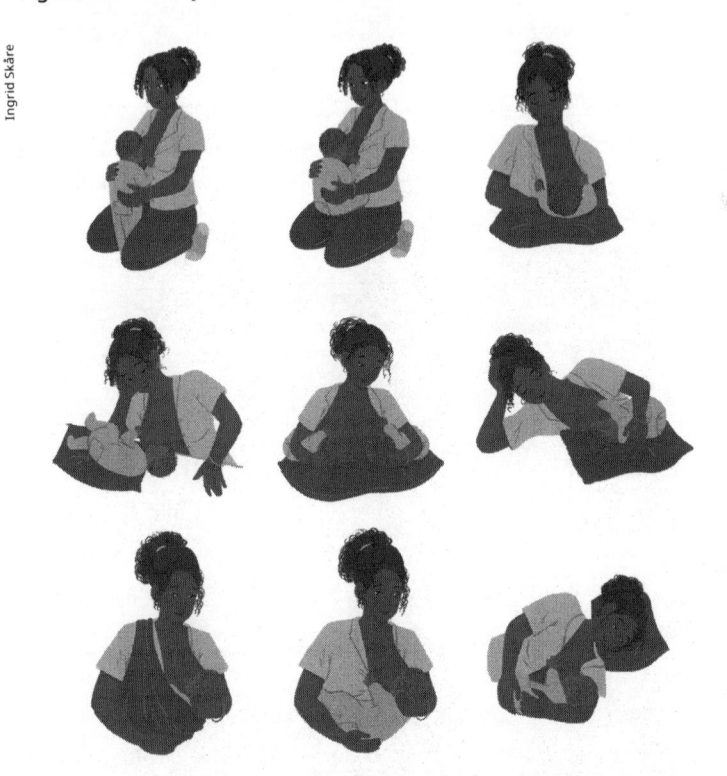

Ingrid Skåre

Para facilitar o posicionamento correto da boca do bebê em relação ao mamilo e à aréola, a mãe deve ficar atenta à sua posição e à do bebê. A seguir, listamos algumas orientações sobre essa posição e as manifestações do bebê durante a amamentação:

- A mãe deve escolher uma posição confortável, relaxada, não curvada para trás, com as mamas totalmente expostas, sempre que possível.
- É aconselhável que se tenha apoio para os pés acima do nível do chão.
- O bebê deve ser posicionado bem próximo ao corpo da mãe, com todo seu corpo voltado para o da mãe (barriga com barriga).
- A cabeça e o corpo do bebê devem estar alinhados, ele não pode estar com a cabeça girada para mamar.
- A mãe deve posicionar o braço inferior do bebê de modo que ele não fique entre seu corpo e o do bebê.
- A mãe precisa apoiar a mama com a mão em C, extrair um pouco de leite e deixar a aréola livre para o bebê conseguir abocanhar.
- Ao levar o bebê ao peito, a mãe deve estimular o reflexo de busca do bebê, aproximando o mamilo do lábio superior.
- Ao abocanhar, a aréola ficará visível na parte superior da boca do bebê, não sendo possível enxergar a parte inferior.
- Quando o bebê pega o peito, o queixo deve encostar na mama, os lábios ficam virados para fora, o nariz fica livre e as bochechas cheias, sem apresentar ruídos na sucção.
- A língua do bebê se posiciona sobre a gengiva inferior.
- O bebê se mantém fixado à mama, sem soltar a pega.
- Percebe-se a movimentação da mandíbula, e a deglutição pode ser visível e/ou audível.

A mamada efetiva ocorre quando o bebê solta e pega da mama sozinho, após sua saciedade, bem como quando acontece o bom esvaziamento dela. Essa duração de mamada é diferente para cada dupla mãe/bebê, bem como o intervalo entre as mamadas, o que chamamos de *livre demanda*.

## 6.3.1 Uso de bicos artificiais ou mamadeiras

O uso de bicos ou mamadeiras está associado ao desmame precoce, uma vez que bebês que foram apresentados à mamadeira tendem a recusar o peito com facilidade, pois ocorre uma confusão de fluxo de leite ejetado pela mama com o fluxo da mamadeira – comumente, os bebês refletem comportamento de sugar após alguns segundos, largar a mama, jogar-se para trás e chorar.

Quando há o uso de chupetas, as crianças são amamentadas menos vezes, o que pode refletir em: diminuição da produção de leite, aumento na ocorrência de candidíase oral, traumas mamilares, riscos de problemas respiratórios e má oclusão dentária, risco de acidentes com sufocação, alergia ao látex e uso de materiais cancerígenos na fabricação.

## 6.3.2 Contraindicações ou restrições ao aleitamento materno

Existem poucas justificativas de indicação médica para a substituição parcial ou total do leite materno. A seguir, listamos alguns desses casos segundo orientações disponíveis no documento *Amamentação e uso de medicamentos e outras substâncias* (Brasil, 2010a):

- **Infecção materna pelo HIV** – no Brasil, a política pública instituiu o uso de fórmula infantil a todos os bebês nascidos de mães soropositivas.

- **Infecção materna por HTLV-I e II** – recomenda-se que mães infectadas não amamentem, podendo ser usado leite materno ou humano pasteurizado.
- **Uso de medicação pela mãe** – interromper a amamentação se a mãe utilizar fármacos contraindicados e para o qual não haja substituto.
- **Drogas de abuso ou ilícitas** – é recomendado suspender a amamentação de mães dependentes de drogas. Deve-se avaliar caso a caso, levando-se em conta o risco da amamentação e as limitações nos cuidados com o bebê. Algumas drogas podem ser suspensas temporariamente.
- **Criança portadora de galactosemia** – doença rara em que ela não pode ingerir leite materno.

Existem, ainda, alguns casos em que não é recomendada a suspensão do aleitamento materno, mas são necessários alguns esclarecimentos e cuidados, a saber:

- **Uso de tabaco** – pode ocorrer diminuição da produção de leite e afetar o desenvolvimento da criança.
- **Uso de álcool** – pode causar efeitos na produção láctea, alteração no odor e sabor do leite materno.
- **Infecção por herpes** – suspender a amamentação quando há vesículas na pele da mama, mas a amamentação deve ser mantida quando há lesões em outras partes do corpo, cobrindo a lesão no ato de amamentar.
- **Varicela** – isolar a mãe em casos de aparecimento de lesões vesiculares na pele 5 dias antes do parto ou até 2 dias após o parto. Se não tiver lesão no seio, o leite ordenhado pode ser ofertado ao bebê. Retomar a amamentação direta ao seio materno assim que as lesões estiverem com aspecto de crosta.

## 6.4 Principais problemas relacionados à amamentação e ao processo de desmame

Durante o aleitamento, as mães podem enfrentar alguns problemas que devem ser identificados rapidamente e tratados para evitar a interrupção da amamentação. A seguir, abordaremos as principais dificuldades e seu manejo.

### 6.4.1 Ingurgitamento mamário

O ingurgitamento mamário é o resultado de uma falha do mecanismo de esvaziamento adequado das mamas. Essa condição ocorre com mais frequência em primíparas, em geral de três a cinco dias após o nascimento do bebê, e as causas mais comuns são: excesso de produção de leite, pega incorreta e/ou sucção ineficaz do bebê na mama, longos períodos sem ofertar a mama e início tardio da amamentação.

O ingurgitamento mamário pode ser fisiológico, também conhecido como *apojadura*, ou patológico. Há três elementos principais nessa condição: (1) retenção vascular e linfática; (2) edema em decorrência da retenção; e (3) retenção de leite nos alvéolos.

Figura 6.3 – Ingurgitamento mamário

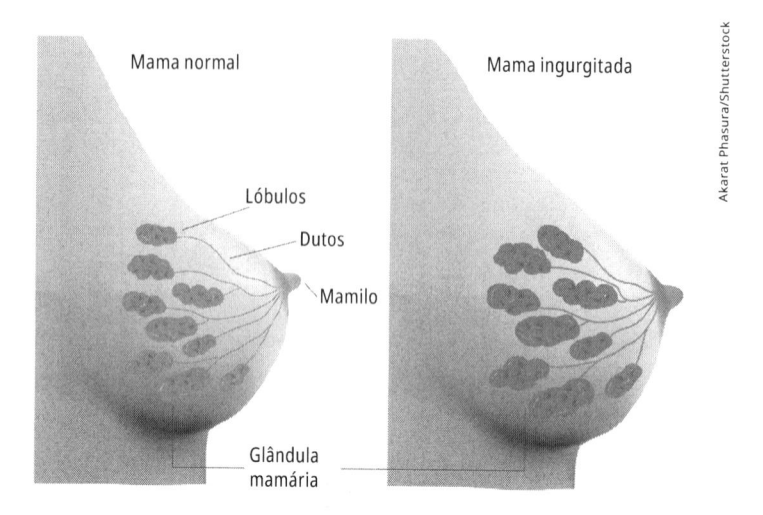

Mama normal — Lóbulos, Dutos, Mamilo, Glândula mamária

Mama ingurgitada

Akarat Phasura/Shutterstock

A seguir, listamos como deve ser a conduta de enfermagem para restabelecer o fluxo de leite drenado da mama:

1. Massagear a mama, no mínimo, por cinco minutos em seguida à ordenha manual, amaciando primeiro a região da aréola no sentido da base da mama.
2. Incentivar mamadas mais frequentes, sem horários preestabelecidos (livre demanda).
3. Indicar suporte para as mamas com uso de sutiã com boa sustentação, alças largas e firmes para aliviar a dor.
4. Aplicar compressa gelada em intervalos regulares ao término das mamadas para alívio da dor em situações de maior gravidade. O tempo das compressas não deve ultrapassar 20 minutos.
5. Caso o bebê não sugue, a mama deve ser esvaziada manualmente ou com bomba extratora para aliviar a pressão dentro dos alvéolos e prevenir a ocorrência de mastite.

## 6.4.2 Traumas mamilares

Traumas mamilares são uma das causas mais comuns de queixa das puérperas relacionadas à amamentação e causa muita dor durante a mamada, aumentando as chances de ocasionar o desmame precoce.

Esses traumas são classificados em lesões elementares primárias, que são eritema, equimose e a vesícula, e lesões elementares secundárias, que são edema, escoriação, fissura e ulceração.

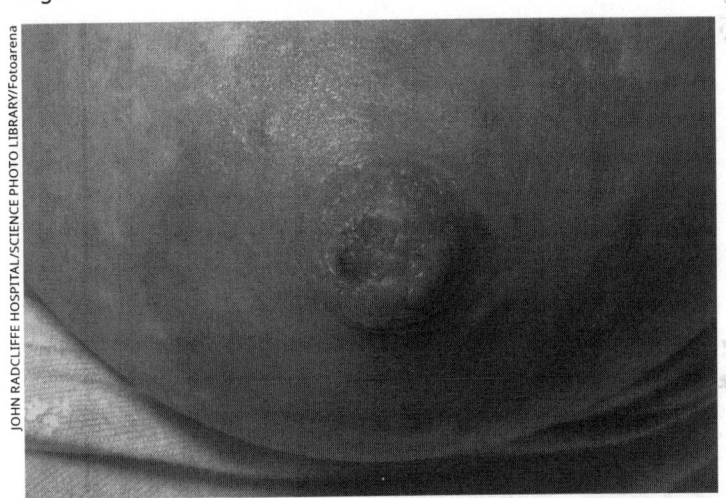

Figura 6.4 – Trauma mamilar

A conduta de enfermagem frente ao diagnóstico de trauma mamilar envolve as seguintes recomendações:

1. Corrigira técnica de amamentação (posição do bebê e pega adequados).
2. Manter os mamilos secos, expondo-os à luz solar ou ao ar livre, trocar, com frequência, forros utilizados para mamas com vazamento de leite frequente.

3. Não utilizar produtos que retiram a oleosidade natural do local (pomadas, óleos, sabões).
4. Orientar que a mãe siga amamentando em livre demanda. Assim, a criança é levada ao peito logo que apresente os sinais de que quer mamar. Bebês com menos fome têm mais chance de sucesso.
5. Evitar o ingurgitamento mamário.
6. Preparar a região do complexo mamilo areolar, esgotando bem o leite da região para facilitar o início da mamada.
7. Utilizar a técnica correta de retirar o bebê do peito. Caso seja necessário interromper a mamada, colocar o dedo mínimo na comissura labial do bebê e suspender o vácuo na sucção antes de afastar o bebê da mama.
8. Não usar protetores mamilares (bico intermediário), que, além de não serem eficazes, podem ser a causa do trauma.
9. Usar diferentes posições para amamentar, de modo a amenizar a pressão nos pontos mais dolorosos ou em áreas com lesão.

### 6.4.3 Mastite

A mastite é a inflamação da glândula mamária que, mais frequentemente, apresenta-se em uma distribuição segmentada de ductos, alvéolos e tecido conjuntivo. Os lúmens ductais podem ser estreitados por edema e hiperemia, associados com hiperlactação ou com disbiose mamária (Mitchell et al., 2022).

Figura 6.5 – Mastite

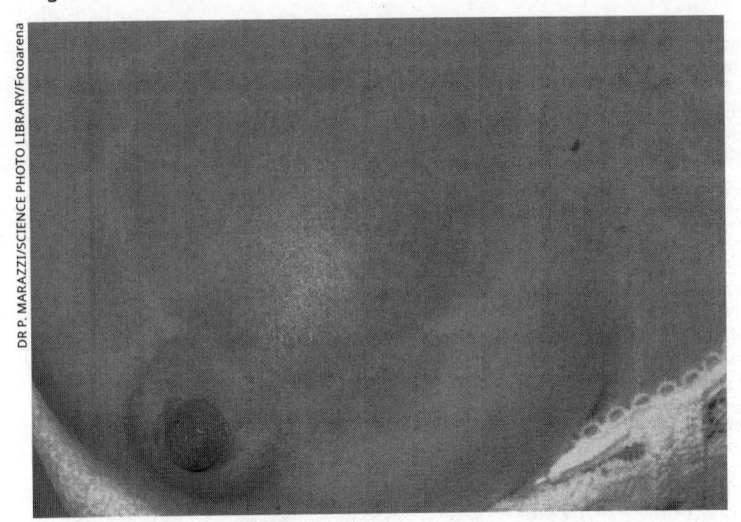

A mastite pode ser classificada em estreitamento de ductos, mastite inflamatória e mastite infecciosa, segundo o protocolo 36 da Academy of Breastfeeding Medicine (ABM) (Mitchell et al., 2022).

Esse quadro se instala com a estagnação do leite na mama. Os sinais e sintomas são parte afetada da mama dolorosa, com rubor, calor e edema, e, quando há infecção instalada, ocorrem mal-estar materno, calafrios e febre alta (acima de 38 °C) (Giugliani, 2004).

A inflamação da mama, em geral unilateral, acomete cerca de 2 a 33% das mulheres que amamentam e pode levar à interrupção do aleitamento materno, com uso de complementação com fórmula infantil. Entre as principais causas estão horários regulados para amamentar, uso de mamadeiras e chupetas, redução súbita no número de mamadas, longo período noturno sem amamentar, não esvaziamento completo da mama, freio lingual curto, criança com problemas na sucção, produção aumentada de leite, separação entre mãe e bebê e desmame abrupto (Giugliani, 2004).

De acordo com as novas atualizações da ABM, a disbiose mamária (alteração no microbioma do leite) também está sendo considerada uma das principais causas do início do espetro da mastite (Mitchell et al., 2022).

Alguns cuidados de enfermagem frente à detecção de um início do espectro da mastite ou da mastite instalada (ou seja, sintomas e febre) devem ser seguidos e as mães precisam ser orientadas. O primeiro passo é identificar a causa da estagnação de leite.

O lactente deve ser colocado para esvaziar a mama afetada, de preferência, porque não há risco para o recém-nascido/bebê mamar durante a infecção. Se não ocorrer um bom esvaziamento da mama pelo bebê, deve ser feita a ordenha após a mamada, manualmente ou com bomba elétrica, caso a região afetada não seja ao redor da aréola.

Após as mamadas ou as ordenhas da mama afetada, devem ser feitas compressas frias/geladas na região afetada por 10 minutos.

A mãe deve ser encaminhada ao médico para prescrição de antibioticoterapia, analgésicos e anti-inflamatórios. Se, em 48 horas, a febre não ceder, deve ser considerada a possibilidade de abscesso mamário e, portanto, deve ser feito o encaminhamento para uma avaliação em unidade de referência. O suporte emocional é também uma medida essencial, assim como o repouso da mãe, o início da mamada pela mama não afetada e o uso de sutiã com boa sustentação e conforto.

## 6.4.4 Obstrução de ductos lactíferos

Essa condição se instala quando o leite não é drenado adequadamente de alguma parte da mama. Em geral, isso ocorre quando a mama não está sendo bem esvaziada pelo bebê ou quando a amamentação não está frequente.

Também pode estar relacionada a uma pressão sobre o local afetado, por exemplo, o uso inadequado de conchas, sutiãs pequenos ou apertados, sustentação da mama com os dedos em forma de tesoura, bem como por uso de cremes e pomadas nos mamilos, obstruindo os poros de saída do leite.

A região afetada apresenta um nódulo doloroso e sensível, que pode apresentar rubor local. Pode estar acompanhada de um ponto obstrutivo e esbranquiçado na ponta do mamilo, causando dor na pega do bebê na mama e dor do tipo fisgada na mama nos intervalos da mamada.

Os cuidados de enfermagem para a solução desse problema são, em primeiro lugar, a correção da técnica adequada de amamentação pela mulher e a estimulação da livre demanda. Em seguida, deve-se ressaltar que a ordenha manual seja precedida de massagens circulares na região afetada. A mãe também deve ser orientada a mudar as posições do bebê na mama afetada, iniciando as mamadas por ela, e massagear o local concomitantemente com a mamada. A remoção do ponto esbranquiçado deve ser feita com uma toalha limpa e macia, ou mesmo com agulha estéril fina (13 mm × 4,5 mm), fazendo a assepsia local com clorexidina degermante e soro fisiológico 0,9%, e secar com gaze estéril para prevenir infecção. A remoção mecânica com uso de agulha dever ser realizado por profissional de saúde habilitado.

## 6.4.5 Fenômeno de Raynaud

Também chamada de *síndrome de Raynaud*, ela se caracteriza por uma isquemia intermitente na região mamilar causada por um vasoespasmo. Esse fenômeno pode ser desencadeado por exposição ao frio, compressões anormais dos mamilos, lesões mamilares importantes; contudo, muitas vezes, a causa não é bem definida.

Para solucionar esse problema, devemos tratar a causa se ela for aparente. É preciso avaliar, principalmente, a língua e a compressão do bebê na mama e encaminhar para profissional capacitado em motricidade oral, o fonoaudiólogo. Devem ser feitas compressas mornas na região do complexo mamilo-areolar logo após a mamada e a amamentação deve ocorrer em locais mais aquecidos.

A pega e o posicionamento do bebê devem ser corrigidos se decorrentes de traumatismos mamilares, sendo necessário restabelecer o tratamento já descrito para essa causa.

É essencial, ainda, evitar o consumo de alimentos ricos em cafeína e o fumo, por conterem substâncias vasoconstritoras. Caso não haja melhora dos sintomas, encaminhar ao profissional médico para tratamento medicamentoso.

## 6.4.6 Candidíase ou monilíase mamária

A candidíase mamária é uma contaminação fúngica que acomete o complexo mamilo-areolar em qualquer fase do aleitamento materno. A utilização de aparatos (conchas, absorventes de mama, bombas elétricas) aumenta a umidade da região e favorece essa situação, assim como o uso de chupetas e mamadeiras. O diagnóstico de candidíase oral também pode ocorrer no bebê.

Ressaltamos, aqui, o cuidado para não confundi-la com as crostas de leite que se formam na língua do bebê, fáceis de serem removidas sem machucar a mucosa do bebê.

Os cuidados de enfermagem no manejo dessa complicação devem ser no sentido de orientar a mãe a manter a aréola limpa e seca após as mamadas, enxaguando os mamilos e deixando-os ao ar livre, bem como expostos à luz solar pelo menos alguns minutos por dia. É importante também orientar as trocas de sutiãs com mais frequência.

O uso de chupetas e mamadeiras deve ser eliminado e, caso não seja possível, elas devem ser fervidas por 20 minutos, uma vez ao dia.

Mãe e bebê devem ser tratados pelo médico assistente concomitantemente, mesmo que o bebê não apresente os sinais clássicos (crostas esbranquiçadas orais).

## 6.4.7 Hipogalactia ou baixa produção de leite

A maior parte das mulheres produzirá leite em condições biológicas normais, que atenderão à demanda de seu bebê. Uma queixa comum entre as lactantes, no entanto, ainda permeia o processo de amamentação: "meu leite é fraco" ou "tenho pouco leite". A insegurança materna pode trazer uma percepção errônea dessa produção, segundo Perilo (2023).

O choro do bebê pode trazer uma sensação de incapacidade de nutrir o filho. A frequência de mamadas estabelecidas pelo recém-nascido (que faz parte de seu comportamento normal), muitas vezes, é reforçada por pessoas próximas como um comportamento refletido pelo fato de o bebê estar com fome ou a mãe produzir pouco leite, o que aumenta a insegurança materna.

A suplementação com outros leites, muitas vezes, acalma o bebê, o que reforça a ideia de que a criança estava mesmo com fome. Uma vez suplementando, o bebê diminui a frequência das mamadas ao seio, o que leva à diminuição real da produção de leite, condição que culmina com o desmame precoce. Por essa razão, a queixa materna de "pouco leite" ou "leite fraco" deve ser considerada com cautela pelo profissional de enfermagem.

Os sinais reais de baixa produção de leite são: o bebê não ficar saciado após as mamadas, chorar muito, choro inconsolável, mamar com muita frequência e ficar muito tempo no peito nas mamadas, quantidade de eliminações de diurese menor que 6 fraldas em 24 horas e ausência de evacuação ou diminuição da frequência ou da quantidade, sendo elas secas e duras.

A seguir, listamos os cuidados de enfermagem frente à hipogalactia:

1. Adequar posição e pega do bebê na mamada.
2. Aumentar a frequência, oferecendo as duas mamas em cada mamada.
3. Massagear as mamas durante a mamada.
4. Realizar ordenha nos intervalos das mamadas.
5. Observar o tempo em que o bebê esvazia bem a mama, sem interromper.
6. Revezar as mamas na mesma mamada, várias vezes, ou seja, ir trocando de mama várias vezes na mesma mamada.
7. Deixar de usar bicos, mamadeiras e mamilos de silicone.
8. Orientar a alimentação balanceada da mãe.
9. Incentivar o repouso materno sempre que possível.
10. Ingerir líquidos em quantidades suficientes, ou seja, quando a mulher apresentar sede. Líquido em excesso pode até diminuir a produção de leite materno.

11. Alguns medicamentos são considerados galactogogos e podem ser prescritos pelo profissional médico nos casos em que as medidas anteriores não forem efetivas.

## 6.5 Processo de desmame

O desmame é um processo que faz parte da evolução da mãe e do desenvolvimento do bebê. Pensando nessa lógica, ele deveria acontecer à medida que a criança vai amadurecendo e, naturalmente, perdendo o interesse pelas mamadas, o que pode ocorrer em diferentes idades.

Entre os sinais de amadurecimento da criança para o desmame, estão idade maior do que um ano, menor interesse nas mamadas, aceitação de outros alimentos variados, segurança na relação com a mãe, aceitar ser consolada de outras formas, reagir bem em não ser amamentada em algumas ocasiões e locais, dormir sem mamar, ficar pouco ansiosa quando é encorajada a não mamar, brincar ou fazer outra atividade com a mãe em vez de mamar.

## 6.6 Aconselhamento em amamentação

O ato de amamentar vai muito além da promoção da nutrição para a criança, da proteção contra doenças, do suporte emocional para as necessidades do bebê na adaptação ao mundo. Segundo Issler et al. (2008), amamentar torna a criança resiliente.

A cultura de amamentação vem sendo modificada com os avanços tecnológicos da indústria de alimentos infantis, com estratégias de *marketing* para a promoção de substitutos do leite, uso de bicos, chupetas e mamadeiras, além da veiculação do ato de amamentar como uma tarefa indigna e que enfraqueceria a mulher, trazendo um olhar sobre a estética e a relação com a sexualidade do casal.

Também temos a transformação da cultura de aprendizado com as mulheres experientes de uma família, contato que se perdeu conforme houve substituição por famílias nucleares. Todo esse contexto vem transformando o ato natural da amamentação em algo não mais instintivo. Atrelada à inserção da mulher no mercado de trabalho, a separação de mãe-bebê após o nascimento também nos afastou de nossas raízes.

Para resgatar a cultura da amamentação, o profissional não precisa ter apenas o referencial técnico e a prática do manejo do aleitamento. É também esperado que as habilidades de aconselhamento tenham mais impacto para o atendimento e o suporte à mulher.

Para isso, Bueno e Teruya (2004) destacam que o desenvolvimento das habilidades de aconselhamento se resume, principalmente, em:

- Escutar e aprender com a mãe, usando comunicação não verbal útil, fazendo perguntas abertas, fornecendo respostas e gestos que demonstrem interesse, devolvendo, com suas palavras, o que ela diz, criando empatia ao mostrar que entende como ela se sente, evitando palavras que soem como julgamento.
- Desenvolver confiança e apoio, aceitando o que a mãe sente e pensa, reconhecendo e elogiando o que ela e o bebê estão fazendo corretamente, oferecendo ajuda prática, priorizando informações objetivas, relevantes e usando linguagem simples. Sempre apresentar as orientações como sugestões, não ordens.

Para exemplificar nossas orientações a respeito da comunicação entre um profissional de saúde e uma mãe, criamos uma situação hipotética de uma mãe que busca o serviço de saúde solicitando apoio na prática da amamentação. Vejamos como deve ser essa comunicação:

> Mãe: Meu bebê não quer pegar meu peito, acho que não sei cuidar dele... Ele vai ficar com fome e doente se continuar assim.
> Profissional (tocando levemente o ombro da mãe): Sinto que, como toda boa mãe, você está preocupada em não poder alimentá-lo.
> Mãe: Isso mesmo, acho que não tenho bico e, por isso, quando ele vai pegar o peito, não consegue.
> Profissional: Gostaria de ver seu bebê mamando. Agora, deixe-me examiná-lo. Ah, vejo que a dificuldade está no bebê.
> Mãe: Isso quer dizer que não está em mim a causa dele não pegar o peito?
> Profissional: Isso mesmo. Mas isso tem solução. Veja como o queixo do João é pequeno, quando abro sua boca, a língua fica para trás da gengiva (ou ele tem um freio lingual). Você reparou nisso?
> Mãe: É verdade.
> Profissional: Vou lhe mostrar como fazer o exercício (explicar e mostrar o exercício para que ela faça no filho). A pega do João é facilitada quando se retira o leite da aréola, essa parte mais escura da mama, deixando que essa região fique mais macia, amolecida. Vamos primeiro tirar o leite da aréola para facilitar que ele abocanhe melhor? Que tal colocá-lo para mamar?

> Mãe: Assim?
> Profissional: Isso mesmo! Vejo que você e o bebê aprendem rápido!

O estabelecimento da amamentação envolve diferentes fatores e é considerado um evento multidimensional, influenciado pela cultura, pela história familiar de amamentação, pelo meio social em que se convive, pela fisiologia do processo, pelo desejo e pelas expectativas da mulher que vai amamentar. O cuidado de enfermagem frente ao processo permeia os saberes da avaliação da díade, as hipóteses diagnósticas das dificuldades, o conhecimento do crescimento e do desenvolvimento da criança, bem como o domínio da técnica do manejo da lactação associado ao aconselhamento em amamentação.

Assim, o enfermeiro/técnico de enfermagem identifica as situações em que há necessidade de intervenção e orientação correta, bem como o momento de encaminhar a outros profissionais especializados.

A construção do processo de amamentação nos seres humanos promove a criação de vínculo, otimiza a saúde física e mental de mulheres e crianças e a imunidade das crianças, controla doenças e agentes patogênicos resistentes, poupa recursos pessoais e governamentais dos contribuintes, promove a equidade social e evita inúmeros danos ambientais relacionados a indústria das fórmulas infantis.

## Para saber mais

Neste *site*, é possível conferir todos os protocolos da Academy of Breastfeeding Medicine (ABM), o que facilita melhores práticas em medicina de amamentação.

> ABM – Academy of Breastfeeding Medicine. Protocols. Disponível em: <https://www.bfmed.org/protocols>. Acesso em: 15 jul. 2024.

## Síntese

Neste capítulo, destacamos que a enfermagem desempenha um papel essencial na promoção, na proteção e no apoio à prática da amamentação. Também verificamos que os enfermeiros, ao fornecer educação, avaliação, suporte e orientação contínuos, contribuem significativamente para o bem-estar e a saúde de mães e bebês, promovendo uma experiência positiva de amamentação e fortalecendo o vínculo entre eles. Por fim, conferimos que é de extrema importância manter-se atualizado sobre cuidados com lesões e feridas, bem como seguir protocolos de desenvolvimento do bebê.

## Questões para revisão

1. Descreva a importância do aleitamento materno.
2. Qual das seguintes características descreve uma boa pega do bebê durante a amamentação?
   a) A boca do bebê está parcialmente aberta, com os lábios virados para fora.
   b) O queixo do bebê está longe do peito da mãe.
   c) O mamilo está centrado na boca do bebê e posicionado profundamente no palato.
   d) O bebê está sugando rapidamente em movimentos curtos, emitindo sons de estalos.
   e) O bebê faz pausas e "laceia" o mamilo com a língua para sucção.

3. Qual dos sinais a seguir indica a fome em um recém-nascido?
   a) Dormir tranquilamente por várias horas.
   b) Chorar com as mãos fechadas e os braços flexionados.
   c) Agitar os braços e as pernas.
   d) Sorrir quando é alimentado.
   e) Hipoatividade e redução dos reflexos.

4. Descreva as principais complicações que podem ocorrer no início da amamentação.

5. Qual das opções a seguir descreve o cuidado adequado para uma mulher que sofre de mastite?
   a) Parar de amamentar imediatamente para permitir a completa recuperação.
   b) Aplicar calor úmido na mãe afetada para aliviar a dor e a inflamação.
   c) Continuar amamentando regularmente, garantindo que o bebê esvazie completamente a mama afetada.
   d) Usar sutiã apertado para reduzir o fluxo de leite e aliviar a pressão na mama.
   e) Utilizar conchas de amamentação, tirando-as somente para dormir

## Questão para reflexão

1. Qual a principal característica que difere o *baby blues* da depressão puerperal?

# Considerações finais

Esperamos que, por meio desta obra, tenha sido possível identificar, além das nossas fragilidades na assistência de saúde, a potencialidade do leitor como profissional.

O Sistema Único de Saúde (SUS) é o setor que mais emprega profissionais de saúde em nosso país e o que tem maior potencialidade de mudança. Considerando esse contexto, você, leitor, pode fazer parte de uma nova história na área da saúde pública.

Na atenção à saúde da mulher e na obstetrícia, os futuros profissionais da enfermagem podem criar, na prática, um pré-natal diferenciado, que coloque a gestante no centro do cuidado, priorizando a escuta ativa e garantindo acesso a exames e consultas.

Ressaltamos a importância da educação em saúde para a qual o profissional de enfermagem tem a competência necessária, com segurança e autonomia. Além disso, estar atento durante cada consulta de pré-natal, solicitar os exames de rotina, trabalhar com promoção e prevenção da saúde são as melhores escolhas.

# Referências

ALVES, A. L. et al. Manejo do espectro da placenta acreta. **Febrasgo Position Statement**, n. 9, p. 1-10, set. 2021. Disponível em: <https://www.febrasgo.org.br/images/pec/FPS---N9---Setembro-2021---portugues29.pdf>. Acesso em: 15 jul. 2024.

AMORIM, M.; KATZ, L.; REZENDE FILHO, J. Estudo clínico e assistência ao parto. In: REZENDE FILHO, J. **Obstetrícia**. 14. ed. Rio de Janeiro: Guanabara Koogan, 2022. p. 194-225.

BALASKAS, J. **Parto ativo**: guia prático para o parto natural – a história e a filosofia de uma revolução. Tradução de Adailton Salvatore Meira e Talita Gevaerd de Souza. 3. ed. rev., atual. e aum. São Paulo: Ground, 2015.

BARROSO, W. K. S. et al. Diretrizes Brasileiras de Hipertensão Arterial – 2020. **Arquivo Brasileiro de Cardiologia**, v. 116, n. 3, p. 516-658, 2021. Disponível em: <https://abccardiol.org/wp-content/uploads/articles_xml/0066-782X-abc-116-03-0516/0066-782X-abc-116-03-0516.x55156.pdf>. Acesso em: 15 jul. 2024.

BETRAN, A. P. et al. Trends and Projections of Caesarean Section Rates: Global and Regional Estimates. **BMJ Global Health**, n. 6, e005671, p. 1-8, 2021. Disponível em: <https://gh.bmj.com/content/bmjgh/6/6/e005671.full.pdf>. Acesso em: 15 jul. 2024.

BOBBIO, N. **A era dos direitos**. Tradução Carlos Nelson Coutinho. Rio de Janeiro: Campus, 1992.

BONILHA, E. de A. et al. Idade gestacional: comparação entre métodos de estimativa e análise do perfil de nascidos vivos. **Revista Brasileira de Epidemiologia**, n. 26, e230016, p. 1-8, 2023. Disponível em: <https://www.scielo.br/j/rbepid/a/tfZyt7yBnzhhq63xpBCDhrs/?format=pdf&lang=pt>. Acesso em: 15 jul. 2024.

BRASIL.Decreto-Lei n. 2.848, de 7 de dezembro de 1940. **Diário Oficial da União**, Poder Executivo, Brasília, DF, 31 dez. 1940. Disponível em: <https://www.planalto.gov.br/ccivil_03/decreto-lei/del2848compilado.htm>. Acesso em: 15 jul. 2024.

BRASIL. Decreto n. 94.406, de 8 de junho de 1987. **Diário Oficial da União**, Poder Executivo, Brasília, DF, 9 jun. 1987. Disponível em: <https://www.planalto.gov.br/ccivil_03/decreto/1980-1989/d94406.htm>. Acesso em: 15 jul. 2024.

BRASIL. Lei n. 7.498, de 25 de junho de 1986. **Diário Oficial da União**, Poder Legislativo, Brasília, DF, 25 jun. 1986. Disponível em: <https://www.planalto.gov.br/ccivil_03/leis/l7498.htm>. Acesso em: 15 jul. 2024.

BRASIL. Ministério da Saúde. **Diretriz nacional de assistência ao parto normal**: versão preliminar. Brasília, 2022a. Disponível em: <http://189.28.128.100/dab/docs/portaldab/publicacoes/diretriz_assistencia_parto_normal.pdf>. Acesso em: 15 jul. 2024.

BRASIL. Ministério da Saúde. **Ministério da Saúde reforça campanha para prevenção da prematuridade**. 7 nov. 2022b. Disponível em: <https://www.gov.br/saude/pt-br/assuntos/noticias/2022/novembro/ministerio-da-saude-reforca-campanha-para-prevencao-da-prematuridade>. Acesso em: 15 jul. 2024.

BRASIL. Ministério da Saúde. Gabinete do Ministro. Portaria n. 95, de 26 de janeiro de 2001. **Diário Oficial da União**, Brasília, DF, 29 jan. 2001. Disponível em: <https://bvsms.saude.gov.br/bvs/saudelegis/gm/2001/prt0095_26_01_2001.html>. Acesso em: 15 jul. 2024.

BRASIL. Ministério da Saúde. Instituto Sírio-Libanês de Ensino e Pesquisa. **Protocolos da atenção básica**: saúde das mulheres. Brasília, 2016. Disponível em: <http://bvsms.saude.gov.br/bvs/publicacoes/protocolos_atencao_basica_saude_mulheres.pdf>. Acesso em: 15 jul. 2024.

BRASIL. Ministério da Saúde. Secretaria de Atenção à Saúde. Portaria n. 766, de 21 de dezembro de 2004. **Diário Oficial da União**, Brasília, DF, 22 dez. 2004a. Disponível em: <https://bvsms.saude.gov.br/bvs/saudelegis/sas/2004/prt0766_21_12_2004.html>. Acesso em: 15 jul. 2024.

BRASIL. Ministério da Saúde. Secretaria de Atenção à Saúde. Departamento de Ações Programáticas e Estratégicas. **Amamentação e uso de medicamentos e outras substâncias**. 2. ed. Brasília, 2010a. (Série A. Normas e Manuais Técnicos). Disponível em: <https://bvsms.saude.gov.br/bvs/publicacoes/amamentacao_uso_medicamentos_2ed.pdf>. Acesso em: 15 jul. 2024.

BRASIL. Ministério da Saúde. Secretaria de Atenção à Saúde. Departamento de Ações Programáticas Estratégicas. **Atenção humanizada ao abortamento**: norma técnica. 2. ed. Brasília, 2011a. (Série A. Normas e Manuais Técnicos; Série Direitos Sexuais e Direitos Reprodutivos, caderno n. 4). Disponível em: <https://bvsms.saude.gov.br/bvs/publicacoes/atencao_humanizada_abortamento_norma_tecnica_2ed.pdf>. Acesso em: 15 jul. 2024.

BRASIL. Ministério da Saúde. Secretaria de Atenção à Saúde. Departamento de Ações Programáticas Estratégicas. **Linha de cuidado para atenção integral à saúde de crianças, adolescentes e suas famílias em situação de violências**: orientação para gestores e profissionais de saúde. Brasília, 2010b. (Série F. Comunicação e Educação em Saúde). Disponível em: <https://bvsms.saude.gov.br/bvs/publicacoes/linha_cuidado_criancas_familias_violencias.pdf>. Acesso em: 15 jul. 2024.

BRASIL. Ministério da Saúde. Secretaria de Atenção à Saúde. Departamento de Ações Programáticas Estratégicas. **Política Nacional de Atenção Integral à Saúde da Mulher**: princípios e diretrizes. 1. ed., 2. reimpr. Brasília, 2011b. (Série C. Projetos, Programas e Relatórios). Disponível em: <https://bvsms.saude.gov.br/bvs/publicacoes/politica_nacional_mulher_principios_diretrizes.pdf>. Acesso em: 15 jul. 2024.

BRASIL. Ministério da Saúde. Secretaria de Atenção à Saúde. Departamento de Atenção Básica. **Atenção ao pré-natal de baixo risco**. Brasília, 2012. (Série A. Normas e Manuais Técnicos; Cadernos de Atenção Básica, n. 32). Disponível em: <https://bvsms.saude.gov.br/bvs/publicacoes/cadernos_atencao_basica_32_prenatal.pdf>. Acesso em: 15 jul. 2024.

BRASIL. Ministério da Saúde. Secretaria de Atenção à Saúde. Departamento de Atenção Básica. **Saúde da criança**: aleitamento materno e alimentação complementar. 2. ed. Brasília, 2015. (Cadernos de Atenção Básica, n. 23). Disponível em: <https://bvsms.saude.gov.br/bvs/publicacoes/saude_crianca_aleitamento_materno_cab23.pdf>. Acesso em: 15 jul. 2024.

BRASIL. Ministério da Saúde. Secretaria de Atenção à Saúde. Departamento de Atenção Básica. **Saúde sexual e saúde reprodutiva**. Brasília, 2013. (Cadernos de Atenção Básica, n. 26). Disponível em: <https://bvsms.saude.gov.br/bvs/publicacoes/saude_sexual_saude_reprodutiva.pdf>. Acesso em: 15 jul. 2024.

BRASIL. Ministério da Saúde. Secretaria de Atenção Primária à Saúde. Departamento de Ações Programáticas. **Manual de gestação de alto risco**. Brasília, 2022c. Disponível em: <https://bvsms.saude.gov.br/bvs/publicacoes/manual_gestacao_alto_risco.pdf>. Acesso em: 15 jul. 2024.

BRASIL. Presidência da República. Secretaria Especial de Políticas para as Mulheres. **Plano Nacional de Políticas para as Mulheres**. Brasília, 2004b. Disponível em: <https://bvsms.saude.gov.br/bvs/publicacoes/PNPM.pdf>. Acesso em: 15 jul. 2024.

BUENO, L. G. dos S.; TERUYA, K. M. Aconselhamento em amamentação e sua prática. **Jornal de Pediatria**, v. 80, n. 5, p. 126-130, nov. 2004. Disponível em: <https://www.scielo.br/j/jped/a/jq4yb6Zd8ZvzyGdFmNS8sVt/?format=pdf&lang=pt>. Acesso em: 15 jul. 2024.

CALANDRA, D.; GURUCHARRI, C. A. **Ginecología antropológica**: una visión integral de la mujer en la consulta ginecológica. Buenos Aires: Librería Akadia Editorial, 1991.

CARDOSO, B. B.; VIEIRA, F. M. S. B.; SARACENI, V. Aborto no Brasil: o que dizem os dados oficiais? **Cadernos de Saúde Pública**, v. 36, n. 13, 2020. Disponível em: <https://cadernos.ensp.fiocruz.br/ojs/index.php/csp/article/view/7365>. Acesso em: 15 jul. 2024.

CARMO, M. M. do; LIMA, E. S. de. Boas práticas na assistência de enfermagem aos recém-nascidos saudáveis. **Brazilian Journal of Development**, Curitiba, v. 8, n. 5, p. 22742-22756, maio 2022. Disponível em: <https://ojs.brazilianjournals.com.br/ojs/index.php/BRJD/article/view/47872/pdf>. Acesso em: 15 jul. 2024.

CORRÊA JÚNIOR, M. D.; OSANAN, G. C. Placenta prévia, acretismo placentário e vasa prévia. In: REZENDE FILHO, J. **Obstetrícia**. 14. ed. Rio de Janeiro: Guanabara Koogan, 2022. p. 356-365.

COSTA, A. J. L. et al. Políticas de atenção à gestação, ao parto e ao puerpério no Brasil. In: REZENDE FILHO, J. **Obstetrícia**. 14. ed. Rio de Janeiro: Guanabara Koogan, 2022. p. 163-165.

CRUZ, F. L. **Parteiras, enfermeiras obstétricas e obstetrizes**: e a qualificação da atenção ao parto no Brasil desde o século XIX. Brasília: Fundo de População das Nações Unidas, 2023. Disponível em: <https://brazil.unfpa.org/sites/default/files/pub-pdf/publicacao_enlace_parteiras_enfermeiras_obstetricas_e_obstetrizes_-_digital.pdf>. Acesso em: 15 jul. 2024.

DUARTE, G. HIV/AIDS e gravidez. In: REZENDE FILHO, J. **Obstetrícia**. 14. ed. Rio de Janeiro: Guanabara Koogan, 2022. p. 643-654.

ELITO JÚNIOR, J. Gravidez ectópica. In: REZENDE FILHO, J. **Obstetrícia**. 14. ed. Rio de Janeiro: Guanabara Koogan, 2022. p. 316-330.

ESTEVES, A. P. V. D. S. et al. Assistência pré-natal. In: REZENDE FILHO, J. **Obstetrícia**. 14. ed. Rio de Janeiro: Guanabara Koogan, 2022. p. 141-150.

FEITOSA, F. E. et al. **Descolamento prematuro de placenta**. São Paulo: Febrasgo, 2018. (Protocolo Febrasgo – Obstetrícia, n. 27. Comissão Nacional Especializada em Urgências Obstétricas). Disponível em: <https://sogirgs.org.br/area-do-associado/descolamento-prematuro-de-placenta.pdf>. Acesso em: 15 jul. 2024.

FERNANDES, B. B. et al. Pesquisa epidemiológica dos óbitos maternos e o cumprimento do quinto objetivo de desenvolvimento do milênio. **Revista Gaúcha de Enfermagem**, v. 36, n. especial, p. 192–199, 2015. Disponível em: <https://www.scielo.br/j/rgenf/a/RVNzvtSrYstQtbSRfmYGXJK/?format=pdf&lang=pt>. Acesso em: 15 jul. 2024.

FERNANDES, P. C.; SUASSUNA, J. H. R. Doenças renais e gravidez. In REZENDE FILHO, J. **Obstetrícia**. 14. ed. Rio de Janeiro: Guanabara Koogan, 2022. p. 560-564.

FIOCRUZ – Fundação Oswaldo Cruz; IFF – Instituto Nacional de Saúde da Mulher, da Criança e do Adolescente Fernandes Figueira. **Cuidado ao recém-nascido no parto e nascimento**. Rio de Janeiro, 2019. Disponível em: <https://www.arca.fiocruz.br/handle/icict/56066>. Acesso em: 15 jul. 2024.

FIOCRUZ – Fundação Oswaldo Cruz; IFF – Instituto Nacional de Saúde da Mulher, da Criança e do Adolescente Fernandes Figueira. Portal de Boas Práticas em Saúde da Mulher, da Criança e do Adolescente. Postagens: **Principais questões sobre doença hemolítica perinatal**. Rio de Janeiro, 29 abr. 2022. Disponível em: <https://portaldeboaspraticas.iff.fiocruz.br/atencao-mulher/principais-questoes-sobre-doenca-hemolitica-perinatal/>. Acesso em: 15 jul. 2024.

FLEURY-TEIXEIRA, E.; MENEGHEL, S. N. (Org.). **Dicionário feminino da infâmia**: acolhimento e diagnóstico de mulheres em situação de violência. Rio de Janeiro: Editora Fiocruz, 2015.

FONSECA, E. B. D.; DAMIÃO, R. D. S.; MOREIRA, D. A. Parto pré-termo. In REZENDE FILHO, J. **Obstetrícia**. 14. ed. Rio de Janeiro: Guanabara Koogan, 2022. p. 406-420.

FRANCISCO, R. P.; MARTINELLI, S. K. M. **Placenta prévia e acretismo placentário**. São Paulo: Febrasgo, 2018. (Protocolo Febrasgo – Obstetrícia, n. 26. Comissão Nacional Especializada em Assistência ao Abortamento, Parto e Puerpério).

FRANSEN, A. F. et al. Multi-professional Simulation-based Team Training in Obstetric Emergencies for Improving Patient Outcomes and Trainees' Performance. **Cochrane Database of Systematic Reviews**, n. 12, v. 12, Dec. 2020. Disponível em: <https://www.ncbi.nlm.nih.gov/pmc/articles/PMC8094450/>. Acesso em: 15 jul. 2024.

FRASER, I. S. et al. The FIGO Recommendations on Terminologies and Definitions for Normal And Abnormal Uterine Bleeding. **Seminars in Reproductive Medicine**, v. 29, n. 5, p. 383-390, Sep. 2011. Disponível em: <https://pubmed.ncbi.nlm.nih.gov/22065325/>. Acesso em: 15 jul. 2024.

FREITAS, R.H. et al. Saúde das mulheres cis no âmbito do SUS: uma reflexão sobre as práticas das políticas de cuidado da mulher na contemporaneidade. **Revista Sociedade em Debate**, v. 5, n. 1, p. 1-16, 2023. Disponível em: <https://www.sociedadeemdebate.com.br/index.php/sd/article/view/72/56>. Acesso em: 15 jul. 2024.

GALLETTA, M. A. K. et al. Ruptura prematura das membranas ovulares. In: REZENDE FILHO, J. **Obstetrícia**. 14. ed. Rio de Janeiro: Guanabara Koogan, 2022. p. 424-427.

GALLETTA, M. A. K. **Rotura prematura das membranas ovulares**: protocolo clínico. São Paulo: Febrasgo, 2018. (Protocolo Febrasgo – Obstetrícia, n. 30. Comissão Nacional Especializada em Assistência Pré-Natal).

GIMENEZ, G. **Leite fraco?** Guia prático para uma amamentação sem mitos. Curitiba: Matrescência, 2021.

GIUGLIANI, E. R. J. Problemas comuns na lactação e seu manejo. **Jornal de Pediatria**, v. 80, n. 5, Supl., p. s147-s154, nov. 2004. Disponível em: <https://www.scielo.br/j/jped/a/7rSvJXLw7KbTmD7vdwKMYXB/?format=pdf&lang=pt>. Acesso em: 15 jul. 2024.

GONÇALVES, A. K. et al. Cervicites e uretrites. **Femina**, v. 47, n. 2, p. 101-104, 2019. Disponível em: <https://docs.bvsalud.org/biblioref/2020/01/1046497/femina-2019-472-101-104.pdf>. Acesso em: 15 jul. 2024.

GTR – Grupo de Trabalho Regional para a Redução da Mortalidade Materna. **Declaração conjunta sobre a redução da morbilidade e mortalidade materna**. 8 mar. 2023. Disponível em: <https://brazil.unfpa.org/pt-br/publications/declaracao-conjunta-sobre-reducao-da-morbilidade-e-mortalidade-materna>. Acesso em: 15 jul. 2024.

HENRIQUES, L. B. et al. Acurácia da determinação da idade gestacional no Sistema de Informações sobre Nascidos Vivos (Sinasc): um estudo de base populacional. **Cadernos de Saúde Pública**, v. 35, n. 3, p. 1-11, 2019. Disponível em: <https://www.scielo.br/j/csp/a/r97wdXdrjfQFQyDvx3PVKYm/?format=pdf&lang=pt>. Acesso em: 15 jul. 2024.

INCA – Instituto Nacional de Câncer José Alencar Gomes da Silva. **Detecção precoce do câncer**. Rio de Janeiro, 2021. Disponível em: <https://www.inca.gov.br/sites/ufu.sti.inca.local/files//media/document/deteccao-precoce-do-cancer_0.pdf>. Acesso em: 15 jul. 2024.

ISSLER, H. (Coord.). et al. **Aleitamento materno no contexto atual**: políticas, práticas e bases científicas. São Paulo: Sarvier, 2008.

JAIN, V.; BOS, H.; BUJOLD, E. Guideline N. 402: Diagnosis and Management of Placenta Previa. **Journal of Obstetrics and Gynaecology Canada**, v. 42, n. 7, p. 906-917, July 2020. Disponível em: <https://www.jogc.com/article/S1701-2163(19)30726-1/abstract#articleInformation>. Acesso em: 15 jul. 2024.

JIMENEZ, E. J. B.; PCHEBILSKI, L. T. (Org.). **Rede Mãe Curitiba Vale a Vida**. Curitiba: Secretaria Municipal da Saúde, 2018. Disponível em: <https://www.fetalmed.net/wp-content/uploads/2018/09/Protocolo_Rede_M%C3%A3e_Curitiba_Vale-_a_Vida_web.pdf>. Acesso em: 15 jul. 2024.

KAPPAUN, A.; COSTA, M. M. M. da. A institucionalização do parto e suas contribuições na violência obstétrica. **Revista Paradigma**, Ribeirão Preto, v. 29, n. 1, ano XXV, p. 71-86, jan./abr. 2020. Disponível em: <https://revistas.unaerp.br/paradigma/article/view/1446/1544>. Acesso em: 15 jul. 2024.

KNOBEL, R. et al. Estática fetal. In: REZENDE FILHO, J. **Obstetrícia**. 14. ed. Rio de Janeiro: Guanabara Koogan, 2022. p. 124-139.

KRUG, E. G. et al. (Ed.). **Relatório mundial sobre violência e saúde**. Genebra: OMS, 2002. Disponível em: <https://opas.org.br/wp-content/uploads/2015/09/relatorio-mundial-violencia-saude-1.pdf>. Acesso em: 15 jul. 2024.

LEBOYER, F. **Nascer sorrindo**. Tradução de Média – Assessoria Planejamento e Execução Editorial Ltda. 14. ed. 3. reimp. São Paulo: Brasiliense, 2017.

LIMA, W. de S. et al. Assistência ao parto e suas mudanças ao longo do tempo no Brasil. **Revista Multidebates**, v. 2, n. 2, p. 41-55, set. 2018. Disponível em: <https://revista.faculdadeitop.edu.br/index.php/revista/article/view/117/87>. Acesso em: 15 jul. 2024.

LINHARES, I. M. et al. **Vaginites e vaginoses**. São Paulo: Febrasgo, 2018. (Protocolos Febrasgo – Ginecologia, n. 24. Comissão Nacional Especializada em Doenças Infectocontagiosas). Disponível em: <https://www.febrasgo.org.br/images/pec/Protocolos-assistenciais/Protocolos-assistenciais-ginecologia.pdf/NOVO_Vaginites-e-Vaginoses.pdf>. Acesso em: 15 jul. 2024.

LOCKWOOD, C. J.; RUSSO-STIEGLITZ, K. Placenta previa: Management. **UpToDate**, 19 Apr. 2024. Disponível em: <https://www.uptodate.com/contents/placenta-previa-management/print>. Acesso em: 15 jul. 2024.

LOUZEIRO, M. I. P. dos S. **Os modelos de cuidados, em obstetrícia, liderados por enfermeiros em alternativa aos modelos convencionais**. 129 f. Relatório de estágio (Mestrado em Enfermagem de Saúde Materna e Obstétrica) – Escola Superior de Enfermagem do Porto, Portugal, 2020. Disponível em: <https://comum.rcaap.pt/bitstream/10400.26/35311/1/Disserta%c3%a7%c3%a3o_Mariana%20Louzeiro.pdf>. Acesso em: 15 jul. 2024.

MANDARIM-DE-LACERDA, C. A.; REZENDE FILHO, J. O Desenvolvimento. In: REZENDE FILHO, J. **Obstetrícia**. 14. ed. Rio de Janeiro: Guanabara Koogan, 2022. p. 14-26.

MARINI, C. P. **Humanização do parto no século XXI**: reconhecendo tradições. 76 f. Trabalho de Conclusão de Curso (Bacharelado em Serviço Social) — Universidade de Brasília, 2018. Disponível em: <https://bdm.unb.br/handle/10483/27678>. Acesso em: 15 jul. 2024.

MARQUES, B. L. et al. Orientações às gestantes no pré-natal: a importância do cuidado compartilhado na atenção primária em saúde. **Escola Anna Nery**, v. 25, n. 1, p. 1-8, 2021. Disponível em: <http://www.revenf.bvs.br/pdf/ean/v25n1/1414-8145-ean-25-1-e20200098.pdf>. Acesso em: 15 jul. 2024.

MATO GROSSO DO SUL. Conselho Regional de Enfermagem de Mato Grosso do Sul. **Protocolo de enfermagem na atenção primária à saúde**: saúde da mulher. Campo Grande: Coren-MS, 2020. Disponível em: <https://www.corenms.gov.br/wp-content/uploads/2020/11/COREN_MS_PROTOCOLO_Saude-da-Mulher.pdf>. Acesso em: 15 jul. 2024.

MATTAR, R. et al. Diagnóstico da gravidez, cálculo da idade gestacional e da data provável do parto. In: REZENDE FILHO, J. **Obstetrícia**. 14. ed. Rio de Janeiro: Guanabara Koogan, 2022. p. 80-87.

MITCHELL, K. B. et al. Protocolo Clínico #36 ABM: o espectro da mastite. **Academy of Breastfeeding Medicine**, 2022. Disponível em: <https://abm.memberclicks.net/assets/DOCUMENTS/PROTOCOLS/36-espectro-mastite-formatado-portuguese.pdf>. Acesso em: 15 jul. 2024.

MONTENEGRO, C. A. B.; REZENDE FILHO, J. **Obstetrícia fundamental**. 13. ed. Rio de Janeiro: Guanabara Koogan, 2017.

NASCIMENTO, D. E. M. do. et al. Vivências sobre violência obstétrica: boas práticas de enfermagem na assistência ao parto. **Revista Nursing**, v. 25, n. 29, p. 8242-8247, jul.-dez. 2022. Disponível em: <https://www.revistanursing.com.br/index.php/revistanursing/article/view/2662/3224>. Acesso em: 15 jul. 2024.

NASCIMENTO, P. C. **Violência doméstica contra a mulher**: Serviço Social no Espaço do CEVIC. Trabalho de Conclusão de Curso (Bacharelado em Serviço Social) – Universidade Federal de Santa Catarina, Florianópolis, 2004. Disponível em: <https://core.ac.uk/download/pdf/30396251.pdf>. Acesso em: 15 jul. 2024.

NOMURA, R.; ARAUJO, A. C. P. F. D. Hiperêmese gravídica. In: REZENDE FILHO, J. **Obstetrícia**. 14. ed. Rio de Janeiro: Guanabara Koogan, 2022. p. 273-275.

NOMURA, R.; REIS, N. S. V., REZENDE FILHO, J. Descolamento prematuro da placenta. In: REZENDE FILHO, J. **Obstetrícia**. 14. ed. Rio de Janeiro: Guanabara Koogan, 2022. p. 367-372.

OMS – Organização Mundial da Saúde. **Abortamento seguro**: orientação técnica e de políticas para sistemas de saúde. Tradução de Silvia Piñeyro Trias. 2. ed. Genebra: Biblioteca da OMS, 2013. Disponível em: <https://portaldeboaspraticas.iff.fiocruz.br/wp-content/uploads/2018/07/9789248548437_por.pdf>. Acesso em: 15 jul. 2024.

OMS – Organização Mundial da Saúde. **Orientações estratégicas mundiais para enfermeiros e parteiras 2021-2025**. Genebra: OMS, 2022. Disponível em: <https://apps.who.int/iris/bitstream/handle/10665/353568/9789240045620-por.pdf?sequence=1&isAllowed=y>. Acesso em: 15 jul. 2024.

OMS – Organização Mundial da Saúde. **Recomendações da OMS sobre cuidados pré-natais para uma experiência positiva na gravidez**. 2016. Disponível em: <https://apps.who.int/iris/bitstream/handle/10665/250800/WHO-RHR-16.12-por.pdf>. Acesso em: 15 jul. 2024.

ONU – Organização das Nações Unidas. **Declaração Universal dos Direitos Humanos**. Paris, França, 10 dez. 1948. Disponível em: <https://www.ohchr.org/en/human-rights/universal-declaration/translations/portuguese?LangID=por>. Acesso em: 15 jul. 2024.

ONU – Organização das Nações Unidas. OMS promove novas diretrizes para cuidados com bebês prematuros. **ONU News**, 17 nov. 2022. Disponível em: <https://news.un.org/pt/story/2022/11/1805477>. Acesso em: 15 jul. 2024.

OPAS – Organização Pan-Americana da Saúde. **Aleitamento materno e a doença causada pelo novo coronavírus (COVID-19)**. Informações científicas, 23 jun. 2020. Disponível em: <https://iris.paho.org/bitstream/handle/10665.2/52479/OPASWBRACOVID-1920091_por.pdf?sequence=1&isAllowed=y>. Acesso em: 15 jul. 2024.

OPAS – Organização Pan-Americana da Saúde. **Recomendações assistenciais para prevenção, diagnóstico e tratamento da hemorragia obstétrica**. 2018. Disponível em: <https://iris.paho.org/bitstream/handle/10665.2/34879/9788579671241-por.pdf?sequence=1&isAllowed=y>. Acesso em: 15 jul. 2024.

OPAS – Organização Pan-Americana da Saúde; OMS – Organização Mundial da Saúde. **Mês da prematuridade 2022**: promovemos o contato pele a pele, nov. 2022. Disponível em: <https://www.paho.org/pt/campanhas/mes-da-prematuridade-2022-promovemos-contato-pele-pele>. Acesso em: 15 jul. 2024.

PAES, R. L. C. et al. A consulta de enfermagem no pré-natal sob a ótica da teoria do cuidado de Kristen Swanson. **Cogitare Enfermagem**, v. 27, nov. 2022. Disponível em: <https://revistas.ufpr.br/cogitare/article/view/82601/pdf>. Acesso em: 15 jul. 2024.

PAIVA, G. Idade da gestação e data provável do parto. In: REZENDE FILHO, J. **Obstetrícia**. 14. ed. Rio de janeiro: Guanabara Koogan, 2022. p. 84-87.

PARANÁ. Secretaria Estadual de Saúde. **Estratificação de Risco Linha de Cuidado Materno-infantil**. 2021. Disponível em: <https://www.saude.pr.gov.br/sites/default/arquivos_restritos/files/documento/2021-02/10%20-%20Estratifica%C3%A7%C3%A3o%20de%20risco%20-%20Linha%20de%20cuidado%20materno%20Infantil.pdf>. Acesso em: 15 jul. 2024.

PASSOS, M. R. L. et al. Infecções sexualmente transmissíveis. In: REZENDE FILHO, J. **Obstetrícia**. 14. ed. Rio de Janeiro: Guanabara Koogan, 2022. p. 613-619.

PEIXOTO, S. **Manual de assistência pré-natal**. 2. ed. São Paulo: Febrasgo, 2014. Disponível em: <https://www.abenforj.com.br/site/arquivos/manuais/304_Manual_Pre_natal_25SET.pdf>. Acesso em: 15 jul. 2024.

PERAÇOLI, J. C. et al. **Pré-eclâmpsia/eclâmpsia**. São Paulo: Febrasgo, 2018. (Protocolo Febrasgo – Obstetrícia, n. 8. Comissão Nacional Especializada em Hipertensão na Gestação). Disponível em: <https://sogirgs.org.br/area-do-associado/pre-eclampsia-eclampsia.pdf>. Acesso em: 15 jul. 2024.

PEREIRA, M. N. et al. Morbidade materna grave. In: REZENDE FILHO, J. **Obstetrícia**. 14. ed. Rio de Janeiro: Guanabara Koogan, 2022a. p. 1049-1052.

PEREIRA, M. N. et al. Toxemia gravídica: pré-eclâmpsia/eclâmpsia. In: REZENDE FILHO, J. **Obstetrícia**. 14. ed. Rio de Janeiro: Guanabara Koogan, 2022b. p. 277-300.

PEREIRA, M. N.; BRAGA, A.; REZENDE FILHO, J. Operação cesariana. In: REZENDE FILHO, J. **Obstetrícia**. 14. ed. Rio de Janeiro: Guanabara Koogan, 2022. p. 925-955.

PERILO, T. V. C. **Tratado do especialista em cuidado materno-infantil com enfoque em amamentação**. Belo Horizonte: Mame Bem, 2023. v. 2.

PRITSIVELIS, C. et al. **Anamnese e exame físico**. In: REZENDE FILHO, J. **Obstetrícia**. 14. ed. Rio de Janeiro: Guanabara Koogan, 2022. p. 88-93.

REGANASSI, C. et al. Mortalidade materna: desafios para enfermagem no enfrentamento da assistência. **Revista Fafibe**, v. 8, n. 1, p. 319-331, 2015. Disponível em: <http://unifafibe.com.br/revistasonline/arquivos/revistafafibeonline/sumario/36/30102015190327.pdf>. Acesso em: 15 jul. 2024.

REIS-DE-CARVALHO, C.; AFONSO, M.; CARVALHO, R. M. An Easy to Miss, but Preventable Tragedy: Vasa Previa. **Revista Brasileira de Ginecologia e Obstetrícia**, v. 42, n. 8, p. 508-510, 2020. Disponível em: <https://www.thieme-connect.com/products/ejournals/abstract/10.1055/s-0040-1713914>. Acesso em: 15 jul. 2024.

REZENDE FILHO, J. **Obstetrícia**. 14. ed. Rio de Janeiro: Guanabara Koogan, 2022.

RIBEIRO, C. E. L. et al. **Atenção à mulher em situação de violência**. Curitiba: Secretaria Municipal da Saúde, 2008. Disponível em: <https://site.mppr.mp.br/sites/hotsites/arquivos_restritos/files/migrados/File/publi/pmc/protocolo_atencao_a_mulher_em_situacao_de_violencia.pdf>. Acesso em: 15 jul. 2024.

RODRIGUES, A. C. R. L. et al. **Protocolo de enfermagem volume 3**: saúde da mulher – acolhimento às demandas da mulher nos diferentes ciclos de vida. Florianópolis: Secretaria Municipal de Saúde, 2016. Disponível em: <http://www.pmf.sc.gov.br/arquivos/arquivos/pdf/02_01_2017_21.02.40.4d97f48e10218f6cfea092bae31421d0.pdf>. Acesso em: 15 jul. 2024.

RUDGE, M. V. C. et al. Diabetes na gravidez. In: REZENDE FILHO, J. **Obstetrícia**. 14. ed. Rio de Janeiro: Guanabara Koogan, 2022. p. 472-490.

SANTOS, I. B. dos. et al. Assistência de enfermagem nas síndromes hipertensivas específicas da gravidez: revisão sistemática. **Research, Society and Development**, v. 11, n. 9, 17, p.-18, 2022. Disponível em: <https://repositorio.usp.br/item/003116501>. Acesso em: 15 jul. 2024.

SANTOS, N. C. M. **Enfermagem em ginecologia e saúde da mulher**. São Paulo: Érica, 2018.

SANTOS, V. C. dos et al. Gestação ectópica: aspectos epidemiológicos, fisiopatológicos e manejo terapêutico. **Brazilian Journal of Development**, v. 8, n. 9, p. 60369-60380, set. 2022. Disponível em: <https://ojs.brazilianjournals.com.br/ojs/index.php/BRJD/article/view/51679/38748>. Acesso em: 15 jul. 2024.

SÃO PAULO (Estado). Secretaria de Estado da Saúde. **Linha de cuidado gestante e puérpera**: manual técnico do pré-natal, parto e puerpério. São Paulo: SES/SP, 2018. Disponível em: <https://docs.bvsalud.org/biblioref/ses-sp/2018/ses-37505/ses-37505-6953.pdf>. Acesso em: 15 jul. 2024.

SBP – Sociedade Brasileira de Pediatria. **Novembro**: Mês da Prevenção da Prematuridade. 17 de novembro: Dia Mundial da Prematuridade. 2019. Nota técnica. Disponível em: <https://www.sbp.com.br/fileadmin/user_upload/Nota_Tecnica_2019_Prematuridade.pdf>. Acesso em: 15 jul. 2024.

SBP – Sociedade Brasileira de Pediatria; FEBRASGO – Federação Brasileira de Associações de Ginecologia e Obstetrícia. **Recomendações sobre o clampeamento do cordão umbilical**. 17 mar. 2022. Disponível em: <https://www.sbp.com.br/fileadmin/user_upload/23396c-Diretrizes-Recom_Clamp_CordUmb.pdf>. Acesso em: 15 jul. 2024.

SILVA, A. S. et al. **Câncer de mama e de colo de útero durante a gravidez**. São Paulo: Febrasgo, 2018. (Protocolo Febrasgo – Obstetrícia, n. 51. Comissão Nacional Especializada em Ginecologia Oncológica). Disponível em: <https://sogirgs.org.br/area-do-associado/cancer-de-mama-e-de-colo-de-utero-durante-a-gravidez.pdf>. Acesso em: 15 jul. 2024.

SOUTO, R. E. M. et al. Formas e prevalência da violência obstétrica durante o trabalho de parto e parto: revisão integrativa. **Revista de Enfermagem UFPE online**, v. 16, n. 1, jan. 2022. Disponível em: <https://periodicos.ufpe.br/revistas/revistaenfermagem/article/view/253246/42458>. Acesso em: 15 jul. 2024.

SOUZA, E. et al. Condições especiais da nutriz. In: CARVALHO, M. R. de; GOMES, C. F. (Org.). **Amamentação**: bases científicas. 4. ed. Rio de Janeiro: Guanabara Koogan, 2021. p. 231-251.

SOUZA, J. P. D. D. et al. Mortalidade materna, morbidade materna grave e mortalidade perinatal. In: REZENDE FILHO, J. **Obstetrícia**. 14. ed. Rio de Janeiro: Guanabara Koogan, 2022. p. 1044-1056.

TRAINÁ, E. et al. Abortamento. In: REZENDE FILHO, J. **Obstetrícia**. 14. ed. Rio de Janeiro: Guanabara Koogan, 2022. p. 302-310.

TRAPANI JUNIOR, A.; FAUST, L. W.; TRAPANI, T. F. **Cesárea**: indicações. São Paulo: Febrasgo, 2018. (Protocolo Febrasgo – Obstetrícia, n. 106. Comissão Nacional Especializada em Assistência ao Abortamento, Parto e Puerpério).

UNFPA Brasil – Fundo de População das Nações Unidas no Brasil. **Conheça as leis e os serviços que protegem as mulheres vítimas de violência de gênero**. 12 mar. 2021. Disponível em: <https://brazil.unfpa.org/pt-br/news/conheca-leis-e-os-servicos-que-protegem-mulheres-vitimas-de-violencia-de-genero>. Acesso em: 15 jul. 2024.

UNFPA – Fundo de População das Nações Unidas; UNICEF – Fundo das Nações Unidas para a Infância. **Pobreza menstrual no Brasil**: desigualdades e violações de direitos. Brasília, DF, maio 2021. Disponível em: <https://www.unicef.org/brazil/media/14456/file/dignidade-menstrual_relatorio-unicef-unfpa_maio2021.pdf>. Acesso em: 15 jul. 2024.

VARELLA, M. Vulva. **Drauzio**, 29 nov. 2022. Disponível em: <https://drauziovarella.uol.com.br/corpo-humano/vulva/#:~:text=O%20p%C3%BAbis%20%C3%A9%20uma%20proemin%C3%AAncia,como%20prote%C3%A7%C3%A3o%20do%20osso%20p%C3%BAbico>. Acesso em: 15 jul. 2024.

VAZ, J. O. **Náuseas e vômitos na gravidez**. São Paulo: Febrasgo, 2018. (Protocolo Febrasgo – Obstetrícia, n. 3. Comissão Nacional Especializada em Assistência Pré-Natal). Disponível em: <https://www.febrasgo.org.br/es/revistas/item/download/236_2c6aa37a611e5e8ca7f7c8c33b34e500>. Acesso em: 15 jul. 2024.

VILELA, M. E. Principais questões sobre contato pele a pele ao nascer. Entrevista com o especialista. **Portal de Boas Práticas em Saúde da Mulher, da Criança e do Adolescente**, 17 out. 2019. Disponível em: <https://portaldeboaspraticas.iff.fiocruz.br/atencao-recem-nascido/principais-questoes-sobre-contato-pele-a-pele-ao-nascer/>. Acesso em: 15 jul. 2024.

VIVEIROS, C. A descriminalização do aborto como um direito fundamental à saúde da mulher. **Jusbrasil**, 19 mar. 2022. Disponível em: <https://carolinaviveiros.jusbrasil.com.br/artigos/803007179/a-descriminalizacao-do-aborto?ref=feed>. Acesso em: 15 jul. 2024.

WHO – World Health Organization. **WHO Recommendations**: Intrapartum Care for a Positive Childbirth Experience. Genebra, 2018. Disponível em: <https://apps.who.int/iris/bitstream/handle/10665/260178/9789241550215-eng.pdf;jsessionid=7CC9E9E64BA7E8F67B4FF7561D95AAA4?sequence=1>. Acesso em: 15 jul. 2024.

WILSON-CLAY, B.; HOOVER, K. **Atlas de amamentação**. Tradução de Liga Aleitamento Brasil. 7. ed. São Paulo: Somos Mães, 2022.

ZAJDENVERG, L. et al. Rastreamento e diagnóstico da hiperglicemia na gestação. In: SBD – Sociedade Brasileira de Diabetes. **Diretriz da Sociedade Brasileira de Diabetes**: edição 2023. 28 mar. 2024. Disponível em: <https://diretriz.diabetes.org.br/rastreamento-e-diagnostico-da-hiperglicemia-na-gestacao/#citacao>. Acesso em: 15 jul. 2024.

# Respostas

## Capítulo 1
### Questões para revisão
1. A elaboração de uma política pública para a saúde da mulher é fundamental por várias razões importantes; o foco no reconhecimento das necessidades específicas relacionadas ao gênero, enfatizando as necessidades únicas e diversas das mulheres em todas as fases da vida e abordando questões como saúde sexual e reprodutiva, prevenção de doenças específicas, saúde materna, saúde mental e acesso a cuidados preventivos e curativos.
2. Uma ficha de notificação permite que profissionais de saúde e autoridades registrem dados precisos sobre casos de violência doméstica, sexual e de gênero, incluindo informações sobre as vítimas, agressores, tipo e gravidade da violência, contexto familiar e social. Ao coletar informações sistematizadas sobre casos de violência, as fichas de notificação ajudam a monitorar a incidência e a prevalência da violência. Com isso, os gestores conseguem elaborar e implementar políticas públicas mais efetivas, incluindo a intersetorialidade entre todos os órgãos responsáveis pela proteção à mulher, sendo eles a assistência social, a Defensoria Pública, as delegacias especializadas e a rede de saúde.
3. e
4. a
5. a

## Questão para reflexão

1.
- Acolhimento e avaliação inicial: receber a paciente com empatia e compaixão, garantindo um ambiente acolhedor; realizar uma avaliação inicial dos sinais específicos, incluindo a pressão arterial; questionário sobre sintomas, histórico médico e dados possíveis da última menstruação; monitoramento contínuo e observação de sangramento vaginal, incluindo a quantidade e a presença de coágulos para avaliar a necessidade de intervenção.
- Administração de medicamentos: administrar medicamentos prescritos pelo médico, como antibióticos para tratar infecção uterina e analgésicos para aliviar a dor.
- Preparação para procedimento cirúrgico: explicar o procedimento à mulher e prepará-la para ele, garantindo que esteja física e emocionalmente confortável.
- Suporte emocional: oferecer apoio emocional a paciente, que pode estar passando por um momento difícil devido ao aborto e às complicações associadas; encorajar a paciente a expressar preocupações, medos e dúvidas e fornecer informações e orientações claras e compreensíveis.
- Assistência durante o procedimento: auxiliar a equipe médica durante o procedimento de esvaziamento uterino, conforme técnica escolhida pelo profissional médico para cada caso; monitorar os sinais de interferência durante o procedimento e relatar qualquer alteração à equipe médica.
- Cuidados pós-operatórios: após o procedimento, orientar sobre os cuidados pós-operatórios, incluindo segurança, higiene pessoal, medicação prescrita e sinais de sangramento aumentado e/ou infecção pós-procedimento e como recorrer ao serviço que realizou o procedimento.

- Acompanhamento e orientação: fornecer orientações sobre o acompanhamento médico após alta hospitalar, incluindo a necessidade de consultas ginecológicas e planejamento de métodos contraceptivos; garantir que a paciente tenha acesso a recursos de apoio, como aconselhamento psicológico, se necessário, para lidar com as consequências emocionais do aborto.

## Capítulo 2
## Questões para revisão

1. c
2. As principais estruturas anatômicas das mamas femininas incluem o tecido glandular, responsável pela produção de leite durante a amamentação, os ductos lactíferos, que transportam o leite dos lóbulos glandulares até o mamilo, o tecido adiposo, que fornece suporte e conformação à mama, o mamilo, a aréola e os ligamentos suspensórios, que ajudam a manter a forma e a posição das mamas.
3. Alguns sintomas comuns de infecções vaginais em mulheres incluem corrimento vaginal anormal (alteração em cor, odor ou consistência), ocorrência na região genital, ocasional dor durante a relação sexual ou ao urinar, aparecimento na vulva ou na vagina. É importante procurar atendimento médico caso algum desses sintomas apareça, a fim de receber um diagnóstico correto e o tratamento adequado.
4. c
5. c

## Questão para reflexão

1.
- Intervenções de enfermagem: realizar uma avaliação completa dos sintomas da paciente, incluindo prurido vulvar, corrimento vaginal anormal, dor durante a micção e na relação sexual; administrar antifúngicos tópicos ou sistêmicos conforme prescrição médica;

instruir a paciente sobre a aplicação correta ou a administração do medicamento e a duração do tratamento; educar a paciente sobre a importância de completar o curso do tratamento, mesmo que os sintomas melhorem; orientar sobre medidas de prevenção, como evitar roupas íntimas apertadas, uso excessivo de sabonetes perfumados e práticas sexuais desprotegidas.
- Promoção do conforto: instruir a paciente sobre medidas para aliviar o prurido vulvar, como banhos de assento com água morna e aplicação de compressas frias; fornecer orientações sobre o uso de roupas íntimas de algodão e evitar o uso de absorventes internos durante o tratamento.
- Avaliação de resultados: monitorar a resposta da paciente ao tratamento, incluindo intervalo dos sintomas e resolução da infecção; avaliar se a paciente está seguindo as orientações de prevenção e autocuidado; encaminhar a paciente para avaliação médica adicional se os sintomas persistirem ou piorarem após o tratamento inicial.

## Capítulo 3
## Questões para revisão

1. A data provável do parto é 20 de junho de 2020; a idade gestacional é de 14 semanas.
2. Hemograma; tipagem sanguínea e fator Rh; coombs indireto se Rh –; glicemia em jejum; teste rápido de triagem para sífilis e/ou VDRL; teste rápido diagnóstico anti-HIV; anti-HIV; toxoplamose IgG e IgM; sorologia para hepatite B (HbsAg); urocultura + parcial de urina; citopatológico de colo de útero, que pode ser feito em qualquer período gestacional.
3. c
4. b
5. c

## Questão para reflexão

1. Acolher a mulher o mais breve possível deve ser o primeiro pensamento; afinal, se o caso se tratar de uma possível gestação, é possível perder a janela de atendimento, atrasar a solicitação de exames e a identificação de riscos gestacionais e potencializar problemas evitáveis. Em seguida, faz-se necessário encontrar um espaço na agenda para consulta de enfermagem e focar nos aspectos ginecológicos e obstétricos, realizando exame físico para descartar ou identificar uma gestação.

## Capítulo 4
## Questões para revisão

1. Nos casos de teste rápido reagente, se este for o primeiro teste realizado, recomenda-se que, em todos os casos de gestantes, sem histórico prévio de sífilis, o tratamento seja iniciado com apenas um teste reagente, treponêmico ou não treponêmico, sem aguardar o resultado do segundo teste. Além disso, é necessário iniciar o tratamento com a primeira dose de penicilina benzatina imediatamente, isto é, penicilina G benzatina 2,4 milhões UI, IM, dose única, sendo 1,2 milhões UI em cada glúteo, exceto os casos de comprovada alergia medicamentosa. Uma amostra de sangue venoso deve ser coletada e encaminhada para realização do teste de rastreamento para sífilis e definição do diagnóstico.
2. Diminuir a quantidade de sal na comida e retirar o saleiro da mesa; reduzir a ingestão de sódio para não mais que 2 g/dia. OBS.: 2 gramas de sódio = 5 gramas de sal = 1 colher de chá rasa. Importante: nessa quantidade recomendada de sódio ao dia, deve ser considerado também o sódio existente nos alimentos. O sódio está presente em excesso nos alimentos processados e ultraprocessados.

**Complicações para a mãe**
- Danos aos órgãos: a hipertensão pode causar danos a órgão como cérebro (eclâmpsia), fígado (síndrome de Hellp) e rins.
- Acidente vascular cerebral (AVC): a pressão arterial elevada pode aumentar o risco de AVC na mãe.
- Edema pulmonar: a acumulação de líquido nos pulmões pode dificultar a respiração.
- Descolamento prematuro da placenta: isso pode resultar em hemorragia grave e representar risco para a mãe e o feto.
- Síndrome Hellp: uma complicação grave da pré-eclâmpsia que envolve danos ao fígado e diminuição das plaquetas no sangue.
- Eclâmpsia: é uma complicação grave caracterizada por convulsões em uma mulher com pré-eclâmpsia. Pode ser fatal se não tratada adequadamente.

**Complicações para o feto**
- Restrição do crescimento intrauterino: a pressão arterial elevada pode prejudicar o fluxo sanguíneo para a placenta, o que pode resultar em restrição do crescimento fetal.
- Prematuridade: a síndrome hipertensiva pode levar ao parto prematuro, aumentando o risco de complicações para o bebê.
- Placenta prévia: o posicionamento anormal da placenta pode ocorrer como resultado de complicações da pré-eclâmpsia.
- Morte fetal: em casos graves e não tratados, a pré-eclâmpsia pode levar à morte do feto.

3. a
4. d
5. c

## Questão para reflexão

1. Quadro característico de abortamento infectado, sendo necessário uma ecografia transvaginal e a coleta de exames laboratoriais para fechar o quadro de diagnóstico. Quanto ao atendimento, ressaltamos

que abortamentos espontâneos acometem muitas mulheres, sendo de suma importância o acolhimento e o tratamento do quadro clínico, não havendo espaço para suposições ou pré-julgamentos sobre a espontaneidade ou não do abortamento.

## Capítulo 5

## Questões para revisão

1. b
2. c
3. c
4. Fase ativa do segundo período do trabalho de parto.
5. Falsa. As contrações de Braxton Hicks são contrações uterinas que podem começar a ocorrer no segundo trimestre da gravidez. Ao contrário das contrações verdadeiras do trabalho de parto, as contrações de Braxton Hicks não são rítmicas, não se tornam mais fortes com o tempo e geralmente desaparecem com o repouso ou a mudança de posição, de modo que não alteram a progressão do colo uterino para apagamento e dilatação total.

## Questão para reflexão

1. Cabe à equipe de enfermagem adotar medidas de conforto e escuta ativa nessa fase do trabalho de parto. Propiciar um ambiente seguro e agradável, além de facilitar o acesso a alimentos e líquidos e fortalecer a presença do acompanhante. Apoiar a parturiente em suas escolhas, atentando para mudanças nos processos do trabalho de parto e do parto e apresentando segurança técnica e habilidade para eventuais intercorrências.

## Capítulo 6
## Questões para revisão
1. Nutrição ideal para o bebê/criança, proteção contra doenças infecciosas e crônicas, desenvolvimento cognitivo comprovado, maior vínculo mãe e bebê, benefícios para a saúde materna, como prevenção do câncer de mama e sustentabilidade e economia para família e sociedade.
2. c
3. b
4. Dor ou desconforto na pega, ingurgitamento mamário, fissuras mamilares, mastite, dificuldade do bebê realizar a pega, produção de leite insuficiente ou excessiva e confusão de bicos.
5. c

## Questão para reflexão
1. O *baby blues* é uma condição leve e autolimitada – que dura dias ou semanas após o parto –, geralmente uma ocorrência normal em relação às mudanças hormonais e às demandas emocionais da maternidade. Já a depressão puerperal é uma condição mais grave, que requer intervenção profissional e apresenta sintomas mais intensos e persistentes, como tristeza profunda, desesperança, falta de interesse ou prazer nas atividades cotidianas, alterações de sono e apetite, sentimentos de inadequação e culpa e dificuldade em cuidar do bebê. É importante considerar os sinais e os sintomas precocemente e buscar ajuda, especialmente quando os sintomas persistem ou pioram no decorrer do tempo.

# Sobre as autoras

**Cibele Domingues Prado da Luz**
É especialista em Aleitamento Materno (2023) pelo Instituto Passo 1; pós-graduada em Enfermagem Obstétrica (2013) pelo Centro Universitário Internacional Uninter e em Cuidados Intensivos Neonatais (2018) pela Faculdade Pequeno Príncipe; e graduada em Enfermagem (2001) pela Universidade Tuiuti do Paraná (UTP). Atuou em cuidados de enfermagem com pacientes pediátricos na unidade de tratamento intensivo (UTI) geral e no setor de hemodiálise pediátrica do Hospital Pequeno Príncipe entre 2001 e 2002; na UTI neonatal do Hospital Evangélico Mackenzie de 2002 a 2004; e como enfermeira supervisora da maternidade do Centro Médico Municipal Bairro Novo de 2004 a 2008. Em 2008, assumiu como enfermeira servidora pública em uma unidade de pronto atendimento (UPA) e, em 2009, como enfermeira servidora pública no estado do Paraná, onde permaneceu até 2023. Como servidora pública estadual, foi coordenadora das políticas de aleitamento materno no Paraná de 2012 a 2018. É capacitada e habilitada como facilitadora das seguintes estratégias de aleitamento materno pelo Ministério da Saúde: tutora do Mulher Trabalhadora que Amamenta, do Método Canguru e da Estratégia Amamenta e Alimenta Brasil; e avaliadora dos Hospitais Amigos da Criança. De 2013 a 2019, fez parte de uma equipe de enfermeiras obstétricas no atendimento ao parto domiciliar planejado em Curitiba e Região Metropolitana. Desenvolve trabalho voluntário na Associação Paranaense de

Pais e Amigos das Pessoas com Epidermólise Bolhosa (APPAPEB), onde acolhe as mães dos recém-nascidos com o diagnóstico da doença e ensina-as a manejar a amamentação e a lactação no período pós-parto e nos primeiros meses de vida do bebê. É consultora de lactação há mais de 20 anos, atendendo mães, bebês e famílias no estabelecimento do aleitamento materno, desde o pré-natal até o desmame, e sócia do Instituto Lactar Brasil (ILB), empresa desenvolvida para a capacitação de profissionais da saúde. Atualmente, faz parte de uma equipe obstétrica com médicos e enfermeiras, o Grupo Nascer, no atendimento ao parto humanizado em Curitiba.

### Karen Estevam Rangel

É graduada em Enfermagem (2014) pela Pontifícia Universidade Católica do Paraná (PUCPR) e em Enfermagem Obstétrica (2017) pelo Programa de Residência da Fundação Estatal de Atenção à Saúde (Feas) do Paraná, atuando em uma maternidade referência em humanização no parto e no nascimento. Foi enfermeira no pronto atendimento do Hospital Cruz Vermelha de Curitiba e em um Centro de Atenção Psicossocial (Caps) também na cidade de Curitiba. Sua jornada nos nascimentos iniciou em maio de 2012, participando da comissão organizadora do Evento Internacional sobre Parto Ativo, que contou com a presença da educadora perinatal Janet Balaskas. Durante sua graduação, foram inúmeros trabalhos realizados, um deles como voluntária na Associação de Deficientes Físicos do Paraná (ADFP), atuando nos cuidados preventivos e recuperativos da úlcera por pressão e cateterismo vesical de alívio para lesados medulares. De 2012 a 2013, foi bolsista do Programa Institucional de Bolsas de Iniciação Científica (Pibic), com o projeto de pesquisa *Adequação da nomenclatura de diagnósticos e intervenções de enfermagem construída para a rede básica de saúde de Curitiba à atual versão da CIPE*. Em 2013, participou como membro efetivo do Núcleo de Intervenções em Saúde e Enfermagem, área de concentração Saúde Coletiva (Nisesc), como membro da comissão organizadora e participante de projetos de atenção à saúde na Ilha das Peças e como integrante no grupo de trabalho responsável pelo projeto *Sexualidade e gravidez na adolescência: perfil, atendimento em rede e proposições*, desenvolvido no município de Colombo. Em dezembro do mesmo ano, concluiu o Curso Livre de Aprofundamento no Parto Domiciliar, ministrado pela parteira mexicana Naoli Vinaver López. Realizou trabalhos na Divisão da Saúde da Mulher do Estado do Paraná como colaboradora técnica e atuou como enfermeira obstétrica no Hospital do Trabalhador em Curitiba. Nesse período, sempre foi acompanhada da docência e da assistência ao parto domiciliar planejado em Curitiba e Região Metropolitana. Atualmente, é enfermeira no Complexo do Hospital de Clínicas da Universidade Federal do Paraná (CHC-UFPR), professora e coordenadora de pós-graduação do curso de Enfermagem da Universidade Positivo (UP) e professora do curso de pós-graduação em Enfermagem Obstétrica da Escola de Saúde Pública do Paraná (ESPP).

Impressão:
Agosto/2024